花不败

防衰抗老从卵巢开始

王世宣　主编

科学出版社
北京

内 容 简 介

女人如花，卵巢是女性魅力与健康的核心。本书将带您走进“花园”，探寻女性衰老的奥秘。首篇“花开之源”，讲述卵巢在青春时期撑起女性的健康与美丽。随着岁月流逝，“花困之隐”开始浮现，各种衰老信号悄然而至。这时，您需了解“花落之因”，即加速卵巢衰老的因素。而“评花之法”，带您了解评估卵巢健康状态和功能年龄的前沿技术。那么，如何呵护卵巢呢？“惜花之道”给您科学建议，开启养护模式。当卵巢进入“欲衰未老”阶段，“续花之方”奉上妙招。即便卵巢已衰老，“养花之智”也能为您规划医养之路。最后，“醒花之鉴”纠正常见误区，让您少走弯路。

无论您是渴望保持青春靓丽，还是想要抵御岁月的侵蚀，抑或正值更年期面临衰老问题，均能从本书找到适合自己的防衰抗老策略，开启“花不败”之旅。

图书在版编目（CIP）数据

花不败：防衰抗老从卵巢开始 / 王世宣主编. 北京：科学出版社, 2025. 6. -- ISBN 978-7-03-082356-4

Ⅰ. R711.75

中国国家版本馆CIP数据核字第202513T8N7号

责任编辑：罗 静 刘新新 / 责任校对：宁辉彩

责任印制：赵 博 / 装帧设计：北京美光设计制版有限公司

科学出版社 出版

北京东黄城根北街16号

邮政编码：100717

http://www.sciencep.com

北京天宇星印刷厂印刷

科学出版社发行 各地新华书店经销

*

2025年6月第 一 版 开本：880 × 1230 1/32

2025年12月第二次印刷 印张：5 3/4

字数：184 000

定价：80.00元

（如有印装质量问题，我社负责调换）

编写委员会

主　编

王世宣

副主编

杨书红　张金金　罗爱月　丁　婷

编　委

（按姓氏笔画排序）

丁　婷　马文擎　王　升　文景宜　田　勇
付方方　闫　玮　李　天　李　亚　李咪璐
杨书红　吴　芬　吴　桐　吴　梦　吴亚玲
汪雯雯　沈　薇　沈　璐　张　岩　张天宇
张金金　张晓凡　陈　骞　罗爱月　周　素
郝　星　袁素珍　高越越　唐维成　蒋婧婧
赖志文

前言

每个人都会老。衰老作为机体功能退行性变化的综合过程，是多种慢性疾病发生发展的重要基础。理解衰老是认识慢性疾病的前提，延缓衰老是防治慢性疾病的手段。防衰抗老已成为社会关注的热点和科学前沿焦点。

卵巢是女性的青春和活力之源。卵巢衰老是女性衰老的核心。

卵巢功能主要包括两方面：一是提供卵子，孕育后代；二是分泌激素，保护健康。卵巢衰老是指卵巢功能从正常走向衰退直至衰竭的过程。卵巢衰老虽是不可避免的自然现象，但人群中存在早与晚、快与慢，以及轻与重的巨大差异，无不提示有太多的奥秘尚未揭开，有太多的问题有待解决。

我们自 2005 年开始聚焦卵巢衰老研究，一直致力于解决以下问题：卵巢为什么会衰老？导致卵巢衰老的因素主要有哪些？卵巢衰老能否准确评估？卵巢衰老可以早知道吗？最重要的，也是广大女性最为关注的是，卵巢衰老可否延缓或逆转？

20 年来，我们秉持“闯”和“创”的精神，通过不懈努力，在卵巢衰老的研究上取得了一系列令人鼓舞的成果。2021 年，我们以这些成果为基础，结合国内外的最新进展，大胆进行理论创新，编写了国际上第一部针对器官衰老的医学专著《卵巢衰老》，由人民卫生出版社出版。2021 年，该书获评医学学科类的年度“十大医界好书”。国际出版商Springer也对此书表现出了浓厚兴趣，专门指定 2 位编辑与我们密切合作。历经 2 年，更新和完善后的英文版*Ovarian Aging*由Springer和人民卫生出版社联合出版，海内外同步发行，在器官衰老研究领域发出了中国声音，贡献了中国智慧，促进了学科发展。

我们深知，科学知识只有普及社会，让大众知晓、了解和掌握，并融入生活才有生命力，才最有意义；这也是医者和科学家的使命与责任。我们在组织编写中文版《卵巢衰老》专著的同时，就计划写一本适合大众翻阅的科普版读本。历时数年，历经多次推倒重来，今天，《花不败：防衰抗老从卵巢开始》终于和朋友们见面了。

全书共分八篇。女人如花，卵巢是花开花落的根本。花会谢，女性也会老。延缓或逆转卵巢衰老，是女性防衰抗老的关键。

第一篇 花开之源：卵巢是女性魅力和健康的关键。开篇先来介绍卵巢是什么样的器官，它的功能有哪些？为什么说女性的内在健康和外在美丽源于卵巢？接下来说明，什么是卵巢衰老，卵巢衰老有哪些不良甚至严重后果，为什么强调卵巢衰老是女性衰老的起搏器和加速器。

第二篇 花困之隐：女性怎么知道卵巢老了。在本篇当中将分别介绍卵巢衰老以后女性由里及外、从身体到心理的各种变化和困扰，旨在让女性了解如何通过自身的身体信号知道卵巢可能出现衰老了。

第三篇 花落之因：揭示卵巢衰老的驱动因素。阅读本篇您将对导致卵巢衰老或加速卵巢衰老的病因或危险因素有较为详细的了解，其中介绍包括遗传、环境、生活方式、精神压力、免疫、感染、内分泌及医疗等相关因素。

第四篇 评花之法：聊聊评价卵巢衰老的“黑科技”。本篇重点介绍护花使者——医生是如何判断一名女性的卵巢是否衰老。他们依据的客观指标有哪些？如何通过这些指标准确评估卵巢衰老的程度，以及卵巢衰老可以提前知晓以便及早预防吗？

接下来的重点是如何防治卵巢衰老，重中之重是早期干预。我们把卵巢衰老分为三个阶段，即卵巢未衰、卵巢欲衰未老和卵巢已老。针对这三个阶段的特点，分别采用不同的方法或药物进行预防和治疗，才能获得最佳效果。这种策略与中医理念所倡导的“上医治未病，中医治欲病和下医治已病”高度契合。基于上述三阶段防治策略，本书分三篇进行叙述和说明。

上医治未病，即第五篇的“惜花之道”。卵巢未衰，即功能正常之时，日常生活中科学饮食、合理作息、适当运动及良好的情绪是善待卵巢之方。所及之道看似平常，却大有学问，教您科学保养卵巢，不走弯路。

中医治欲病，即第六篇的“续花之方”，卵巢欲衰未老，防护有妙招。本篇谈到医疗如手术、放疗和化疗相关的卵巢损伤如何预防，目前可选择的“灵丹妙药”、传统中医药有哪些，以及正在火热研究的干细胞技术、卵巢移植技术、人工卵巢等进展如何。

下医治已病，即第七篇的“养花之智”，卵巢已老，医养有道。本篇主要着眼于更年期的养护之道，介绍更年期的激素治疗获益与风险、用药选择及随访要点，以及非激素治疗的选择与自我保健之法。

第八篇（终篇），醒花之鉴：防治卵巢衰老，这么想或做可能错了。本篇可视之为“辟谣”篇。主要针对目前大众不甚清楚或民间流传的关于卵巢衰老防治的错误说法和做法，给予科学的解释与澄清。

本书面向18–60岁女性读者。手捧此书，您可以从头至尾细细品读，也可以选择自己的关注点先睹为快。无论是利用碎片化时间随意翻看，或是像追剧一样进行通篇浏览，都会找到契合自身的知识点，都将有所收获。

希望本书可以帮助您更好地认识自身，从现在开始科学规划和管理人生，以便将来能够遇见更加美丽和健康的自己。

本书也适合男性阅读，以更好地了解和关爱女性，共筑健康与和美家庭。

花不败，青春不散场；“返老还童”，健康永驻留。这种说法似乎不甚科学，但梦总是可以有的。爱花有道，护花有术，健康地老去，优雅地终老，或许已能实现。

这，就是本书的初衷与使命。

王世宣

2025 年 6 月

目录

第五篇　惜花之道：趁青春，请善待

第六篇　续花之方：卵巢欲衰未老，防护有妙招

第七篇　养花之智：卵巢已老，医养有道

第一篇

花开之源

卵巢是女性魅力和健康的关键

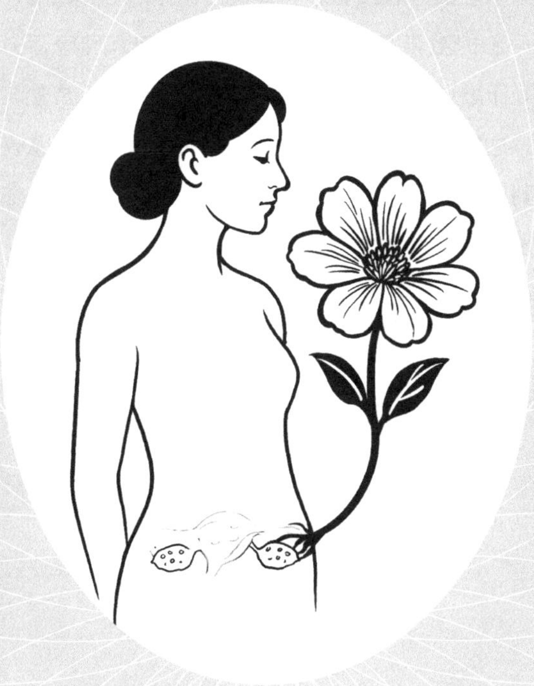

花的盛开，
不止因为阳光。

——卵巢，是支撑女性青春、
健康与生命力的根与魂。

女人如花，花有花期，正如花朵需要精心养护，女性的卵巢健康也需重视。卵巢是女性特有的器官，卵巢功能的兴衰强弱影响着女性机体的方方面面。卵巢分泌的激素是女性的青春魅力之魂、健康活力之源。卵巢通过周期性地排卵，使优秀的卵泡成熟、排出，这是女性升级成为幸福妈妈的必备条件。从青春期到更年期，卵巢中的卵泡数目不断下降，直到卵泡耗竭，最终卵巢衰老，经历绝经期。

1

女人如花，卵巢是根

青春期的朝气与活力，成年女性姣好的容貌、气质与身材，都如花儿般绽放。这份美丽为什么如此美艳动人？女性独有的生殖内分泌器官——卵巢是其根本原因。在女性的生命花园里，卵巢犹如深埋土壤的根系。它深藏于盆腔，位于子宫两侧，虽然只有核桃大小（约 4cm × 3cm × 2cm），却在女性的一生中扮演着关键而重要的角色，维系着女性的美丽与健康。

卵巢肩负繁育后代和分泌激素的双重重任。卵巢中含有许多卵泡，周期性的卵泡发育和排卵为育龄期女性提供成熟的卵子，完成生育功能。除此之外，卵巢还具有分泌雌激素、孕激素、少量雄激素，以及多肽激素、细胞因子和生长因子的内分泌功能。雌激素是卵巢分泌的最重要的激素，如同花蜜般浸润全身，能促进女性生殖器官发育、成熟，以及形成第二性征（乳房、外阴的发育）。雌激素受体广泛分布于全身多数器官系统，包括心脑血管、骨骼、神经等，雌激素还参与机体代谢、维持多个器官系统的健康。

卵巢的雌、孕激素具有周期性分泌的特点，因而调控子宫内膜的周期性生长、剥脱，形成月经来潮。月经一般具有明显的规律性，约一个月来潮一次，一般为 28 ± 7 天，即月经周期；同时月经血具有自限性，可以自行止血，一般每次持续 2–7 天，即经期。

因此，卵巢功能的正常发挥，不仅是女性生育力的保证，也是维持女性特征、焕发青春活力、保障机体健康的根本要素。

2

青春魅力之魂、健康活力之源：卵巢激素

话说“年轻就是资本”。其实，除了年龄因素之外，年轻女性溢于言表的青春魅力、健康活力，得益于卵巢分泌的激素滋养。卵巢分泌的激素主要包括雌激素、孕激素及雄激素，其中对女性器官起滋养作用的主要是雌激素。

◆ 雌激素

卵巢分泌的雌激素能够刺激子宫、乳腺的发育，促进乳房和臀部的脂肪沉积，且对脂肪分布有导向作用，从而维持女性凹凸有致的优美体态。皮肤是雌激素的敏感靶器官，雌激素可以使皮肤呈现玫瑰花般的透亮光泽。雌激素有促进皮肤血管新生、炎症修复及调节免疫反应等作用，是女性青春貌美、紧致嫩肤的最好保养品。稳定的雌激素水平能够保持阴道弹性与健康。

卵巢分泌的雌激素是心血管的“保护伞”，让血管中的血液像溪水般欢畅流动。雌激素可以直接作用于血管，调节血管平滑肌的舒缩功能，保护血管内皮，降低血管张力；也可以减少钙沉积，减轻血管钙化，从而发挥抗动脉粥样硬化作用；还可以直接作用于心肌，调节心肌特异性基因表达及心肌细胞功能，抑制心肌细胞凋亡和坏死，保护心脏年轻态。

同时，雌激素是血糖血脂的重要调节因子，可通过维持稳定的血糖和正常的脂代谢，进一步守护心血管健康。

雌激素在骨骼代谢中也具有重要作用，使骨骼如翠竹般坚韧挺拔。雌激素主要是通过抑制破骨细胞的功能，或促进破骨细胞凋亡来发挥作用，也可以通过刺激成骨细胞促进新骨合成，从而维持骨量，保持骨骼的强度与密度。

◆ 孕激素

孕激素是女性生殖健康的重要守护者。卵巢排卵后方能分泌孕激素，可促进子宫内膜增长变厚，为受精卵着床及胚胎发育作准备，在孕期还可通过抑制子宫收缩发挥安胎作用。在雌激素作用的基础上，孕激素可进一步促进乳腺的发育和成熟，为分娩后泌乳奠定基础。在非孕期，周期性分泌的孕激素可保护子宫内膜的安全，避免单一的雌激素作用于子宫，导致内膜过度增生甚至癌变。

◆ 雄激素

女性体内存在少量雄激素，能够促进女性阴毛和腋毛生长，也担负着性唤起的重责。若雄激素分泌过多，会引起男性化表现与多毛症。

小小的卵巢，对保护女性健康、维持青春活力发挥着大大的作用。卵巢分泌的激素，如同花开花红的滋养液。

3

升级为幸福妈妈的必备条件：优秀的卵泡

生命孕育的过程何等奇妙！男性每次排出的上亿个精子中，仅有数百个活力较强的精子闯过重重关卡，到达输卵管与卵子相遇。在输卵管会见卵子时，精子们还要经过一系列的合作与角逐，最终只有一个精子与卵子结合形成受精卵，开启生命孕育之旅。

与男性不同，女性卵巢中的原始卵泡在最高峰时有600万－700万个，这基本算是女性一生的卵泡储备库。主流观点认为，卵泡储备库就如矿产资源，不可再生。从孕期6个月时胎儿的卵泡储备达到峰值后，原始卵泡因自发性激活和闭锁而不断减少，至出生时仅剩100万－400万个，到青春期剩余30万－40万个，女性一生中仅有400－500个卵泡最终发育成熟并排卵。因此，绝大多数卵泡会在各个阶段发生退化而闭锁。

进入青春期后，下丘脑和垂体分泌激素调控卵巢，使之在分泌的激素调控下逐渐发育成熟，具有排卵和分泌激素的功能。正常情况下，女性每个月会有4－14个直径大于或等于4mm的卵泡进入发育状态，在体内黄体生成素（调控排卵）和卵泡刺激素（促进卵泡发育）的作用下，最终只有1个优势卵泡会发育成熟并排卵，而其他陪跑的卵泡则发生闭锁。如果缺少足够优秀的卵泡生长，没有能排卵的优势卵泡，备孕之旅就只能期待下个周期了。

随着女性生理年龄的增加，卵泡的数量逐渐下降。35 岁后，通常卵泡消耗速率显著加快，且质量日渐减退，优势卵泡数目也是屈指可数。优质的卵泡是女性升级为幸福妈妈的必备条件，育龄期女性备孕要趁早哦。

4

从青春期到更年期，卵巢都经历了些什么？

时间的脚步从未停止，卵巢的“时钟”也悄然滴答作响。卵巢衰老的进程与年龄息息相关，但背后的故事并不只是“年纪大了就衰老”这么简单。从青春期到更年期，卵巢都经历了些什么？我们一起来看看。

◆ 10+岁：卵巢的“苏醒期”

从婴幼儿到青春前期的8–10年时间内，卵巢处于“休眠”状态。月经初潮的到来，宣告着卵巢功能的启动，开始步入青春期。月经初潮一般在10–16岁。月经初潮之前的2–3年，女性会经历生长加速，并出现乳房发育、阴毛生长等第二性征。在8岁之前出现乳房发育、阴毛初现，或10岁前月经来潮，需要到儿科就诊，治疗性早熟。14岁以后无月经来潮及第二性征发育，或16岁以后有第二性征发育但仍无月经来潮，则需要到妇科就诊，诊治原发性闭经。

初潮后几年内多为无排卵型月经，表现为周期不规则，月经稀发（周期>35天）或频发（周期<21天），经期延长（>7天）或月经过多。经过2–6年的时间，卵巢逐渐建立规律的周期性排卵，具备生育功能；同时，卵巢开始分泌雌孕激素。

◆ 20–30 岁：卵巢的黄金时期

20 到 30 岁是卵巢功能的巅峰时期。此时，卵巢功能旺盛，激素分泌和整体健康状态最佳，能够维持规律的月经周期、骨骼健康、皮肤弹性和心血管功能等。

这个时期的卵巢像一台运行顺畅的机器，定期排卵，这是女性最适合生育的阶段——卵泡储备充足，排出的卵子质量较高。这个年龄段的女性自然受孕率高，流产率较低（20–30 岁流产率约 10%，35 岁以上升至 20%–35%），孕期并发症（如妊娠糖尿病、高血压）风险相对较小。若计划推迟生育，建议咨询生殖及妇科内分泌医生评估卵巢储备功能，制定个性化方案。

◆ 30 岁之后：渐入“慢车道”

从 30 岁开始，这部“机器”的节奏开始放缓。卵巢中卵泡的数量逐渐减少，质量逐渐下降。虽然这个过程不会引起身体明显的变化，但实际上，生育能力已经开始逐月下降。就像一朵盛开的花逐渐失去艳丽，这个阶段的卵巢正逐步走向衰退。

◆ 35–45 岁：加速衰老

35 岁以后，卵巢衰老的步伐显著提速，卵子数量减少的速度加快，染色体异常（如非整倍体）风险显著增加。37 岁是卵巢功能加速衰退的转折点，此后的卵泡储备量急剧下降，剩余的卵泡数目大约只有 25 000 个，且每月消耗速度加剧。卵巢衰退，雌激素减少可能导致皮肤弹性下降、骨密度流失加速（增加骨质疏松风险）。

这个阶段，生育能力显著下降，受孕难度增加，辅助生殖技术（如试管婴儿）的成功率也随之下降。同时，流产率明显上升（因胚胎染色体异常比例升高），妊娠并发症（如妊娠高血压、糖尿病）风险随年龄而上升。

◆ 45+岁：终点与新起点

绝经标志着卵巢功能的全面衰退。一年以上不来月经才能算绝经。约90%的女性在45–55岁之间绝经，其中多数女性绝经时间在48–52岁。绝经后卵巢不再排卵，雌激素缺乏可能引发一系列症状，比如潮热、失眠、情绪波动等。事实上，绝经前数年卵巢已开始出现激素水平波动，引起月经紊乱及一系列更年期表现。

虽然生育功能终止了，但绝经后的生活也意味着进入了一个新的阶段——没有月经的烦扰，身体逐渐适应新的激素平衡，迎来另一段人生。

◆ 特别提醒：时光无情，呵护有道

虽然年龄是卵巢衰老的自然推手，但遗传、生活习惯和环境等因素也在其中发挥作用。因此，守护这方生命沃土，需要科学“施肥”。卵巢衰老虽无法完全逆转，但通过科学管理可以延缓其进程。日常生活中，保持健康的饮食、规律的作息和适当的运动，远离熬夜、压力等不良因素的影响，都是延缓卵巢衰老的有效方式。

5

女性衰老的起搏器和加速器：卵巢衰老

卵巢犹如女性之花的根系，是女性健康青春活力的“生命源泉”。卵巢衰老虽然是自然规律，但对身体和心灵的影响却深远而复杂。当卵巢逐渐失去往日的活力，女性的日常生活也在悄然改变：皮肤、情绪、睡眠、体形，甚至性生活，都在卵巢衰老的过程中悄然发生转变。卵巢衰老堪称女性衰老的起搏器和加速器。

◆ 卵巢衰老与绝经

卵巢衰老（ovarian aging, OA），其实说的是卵巢功能的衰退，主要是指女性卵巢功能随着年龄增长而逐渐衰退。从广义上来说，指卵巢功能衰退的进行性变化过程；从狭义上来讲，特指卵巢功能衰竭的最终状态。

卵巢衰老伴随月经的改变，其终点以绝经为标志。绝经的真正含义是指卵巢功能的衰竭，并非指月经的有无。绝经分为自然绝经和人工绝经。自然绝经是指非病理原因的卵巢功能自然衰竭，导致月经永久性停止，停经 12 个月以上可诊断自然绝经；停经时间在 1 年以内的尚不能称为绝经。人工绝经是指由于手术切除双侧卵巢或放化疗等医源性操作导致卵巢功能丧失而引发的绝经。人工绝经的女性更容易发生更年期综合征。需注意，子宫切除但保留卵巢的女性，若卵巢仍有功能，即便手术后不来月经，也并不属于绝经。

◆ 卵巢衰老的本质

卵巢衰老的本质是卵巢内卵泡数量的不可逆减少和卵子质量的降低，其最终表现是绝育乃至绝经，以绝经为标志性事件。

◆ 卵巢衰老与机体衰老的关系

女性如花般绽放的生命周期，与卵巢的生物学节律形成了精妙的同频共振。卵巢作为女性生理系统的“内分泌指挥中心”，其衰老过程远不止生殖功能的退化，而是一场牵动全身的激素变化风暴。其分泌的雌孕激素如同维持生命花园的活水，滋养着骨骼、心血管、神经等数百个靶器官及组织。

当卵巢储备功能开始衰退，机体衰老开始启动，出现生育能力下降、激素分泌紊乱及月经异常。随着卵巢功能的进一步衰退，体内雌激素水平呈现断崖式下跌，这种激素坍塌效应会触发多米诺骨牌式的连锁反应：骨量以每年 2%–3%的速度流失，血管内皮功能紊乱加速动脉硬化进程，容颜也会以肉眼可见的速度衰老。卵巢衰老恰似提前按下了生命时钟的加速键，由内而外推动女性周身的系统性衰老，让女性在绝经后十年内罹患骨质疏松和心血管疾病的风险激增 3–5 倍。卵巢不仅记录着女性的生物年龄，更实质性地操控机体衰老进程的速率与轨迹。

6

早发性卵巢功能不全、卵巢早衰、早绝经都是啥情况？

女人如花，卵巢便是这朵花的“生命源泉”。它不仅分泌雌激素、孕激素等“青春养料”，维系女性的健康与活力；育龄期女性还可每月排出卵子，孕育新生命。一旦卵巢功能提前衰退，就像花朵的根系枯萎，女性会面临激素水平骤降、生育力锐减、更年期症状提早到来等问题。我们常听到“早发性卵巢功能不全”“卵巢早衰”“早绝经”，以上均属于卵巢功能提前衰退。那么，它们之间有什么区别呢？

◆ 早发性卵巢功能不全：卵巢的“未老先衰”

40 岁前若出现月经稀发（如月经周期延长至 35 天以上），可能还伴有潮热盗汗、情绪波动等雌激素下降的更年期症状，且血液检测显示促卵泡激素（follicle-stimulating hormone, FSH）升高（间隔四周以上的两次检测均超过 25U/L）、抗米勒管激素（anti-Müllerian hormone, AMH）降低，可能提示早发性卵巢功能不全。此时，卵巢仍有零星排卵，但生育力显著下降，卵巢虽然工作效率降低，但它并没有完全“关门大吉”。

据统计，早发性卵巢功能不全的发病率为 1%–4%。尽管早发性卵巢功能不全会影响月经，且生育能力低下，但有些女性仍有较少的排卵和恢复月经的机会。因此，早发性卵巢功能不全并不意味着完全丧失生育能力，部分患者在诊断早发性卵巢功能不全后仍有可能怀孕。

◆ 卵巢早衰：卵巢的“提前罢工”

卵巢早衰是早发性卵巢功能不全的终末阶段，指 40 岁前卵巢基本停止工作，表现为闭经达 4 个月以上，伴随雌激素水平的持续下降、FSH升高（间隔四周以上的两次检测均超过 40U/L），且超声显示卵泡几乎耗尽。其成因可能涉及遗传、免疫、机体内外环境或医疗相关因素等。

卵巢早衰女性自然怀孕概率极低（年龄越轻，自然怀孕的概率相对越高），同时可能会经历类似于绝经的症状，如潮热、失眠、情绪波动等，需依赖激素替代治疗缓解症状，如同花朵根系完全坏死，需人工补充养分维持生机。

◆ 早绝经：卵巢的“提前退休”

早绝经同样指卵巢功能的提前衰退，但相较卵巢早衰、早发性卵巢功能不全来说，稍为乐观。早绝经是指女性在 40 岁以后、45 岁前绝经（正常绝经年龄为 45–55 岁），月经永远告别。这种情况可能是自然发生的，也可能由遗传、免疫或医疗相关因素等引起。不论原因如何，早绝经都会增加骨质疏松、心血管疾病的风险，女性之花的生命之源提前枯竭，更需加强健康管理和人工激素养护。

◆ 共同点：提早谢幕

无论是早发性卵巢功能不全、卵巢早衰，还是早绝经，都是卵巢功能的提前衰退。它们都将导致月经紊乱直至提早绝经、雌激素水平下降、生育能力低下，甚至引发生育功能停止，并可能伴随情绪波动、睡眠障碍、潮热等更年期女性的身心变化。这些情况不仅影响生育，还对女性的整体健康产生深远的影响。

◆ 不同点：枯竭的时期有早晚

早发性卵巢功能不全和卵巢早衰发生在 40 岁之前，而早绝经则发生在 40–45 岁。卵巢早衰是早发性卵巢功能不全的终末阶段，但这两种情况都有偶然排卵、自然受孕的机会，自然妊娠率为 5%–10%，越年轻发生自然妊娠的概率相对越高。

◆ 温馨提示：呵护卵巢，守住青春健康之源

若出现月经紊乱、潮热、失眠等更年期症状，或年轻女性出现生育力下降、30 岁以上女性备孕前，建议及时检测性激素六项、AMH及窦卵泡计数。如明确诊断为卵巢功能衰退，需要及时采取医疗干预，并保持健康的生活方式，尽早完成生育，并在医生指导下进行激素治疗维持月经来潮，延缓机体衰老，让卵巢功能衰退时的女性依然能绽放出属于自己的美丽与健康。

第二篇

花困之隐

女性怎么知道卵巢老了

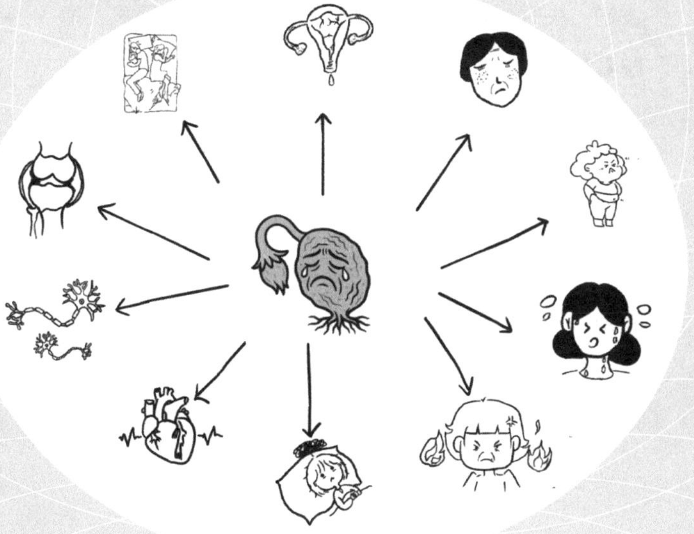

每一朵花的凋零，
背后都是看不见的伤害。

——卵巢悄然老去，
身体给出的每一个暗号都值得倾听。

花开有时，花落亦有时。当卵巢这朵维系女性健康与活力的“生命之花”开始走向衰退，它不仅削弱了生育能力，也悄然改变了身体的方方面面。曾经紧致光滑的皮肤，因卵巢的衰老而逐渐失去弹性；情绪波动、失眠，甚至是健康隐患，像是一阵阵秋风，提醒着我们，青春已在不经意间远去。

在这一篇中，我们将带您揭开卵巢衰老的神秘面纱，深入了解其对女性身体与心理的影响。当卵巢功能减弱，这个“青春的守护者”不再能提供昔日的保护，整个身体——从骨骼到心脏，从情绪到肌肤——都感受到它的变化。正如花儿凋零是自然的节律，卵巢衰老也是每个女性生命中的自然历程，但理解它、接受它，便可以让我们以更从容的姿态面对衰老的挑战，保持内在的强大与外在的优雅。

1

怀不上、保不住、生不好，卵巢究竟怎么了？

◆ 怀不上：生育力下降的苦恼

老百姓口中的“怀不上”，在医学上是指妊娠率下降，当育龄期女性没有采取任何避孕措施、有正常性生活 1 年而没有成功怀孕的情况，医学上称为不孕症。正常女性的生育期约为 20 年，随着年龄增加，女性生育力会逐渐下降，当女性步入 30 岁后，每月怀孕的概率开始逐渐降低。尤其是 35 岁以后下降明显，37 岁以后下降更加迅速。一般以无限制繁殖条件下生育最后一个孩子的年龄表示女性的生育力，平均约在 41 岁，最早达 23 岁，最晚可于 51 岁丧失。当卵巢走向衰老，它孕育生命的力量也随之削弱，直至最终失去。

卵巢的主要功能之一是排出卵子，有了正常的卵子这颗“种子”才能种到子宫内膜的“土壤”里长成参天大树，使女性怀孕生产。随着卵巢的衰老，排卵功能减弱，排卵概率减少甚至不排卵，“种子”减少或者没有，生育力明显下降，怀孕概率大大降低，甚至为零，根本无法孕育发芽。同时，卵巢功能的减弱让生命的种子不再如往日那般轻易扎根，生育之路也变得更加坎坷。卵巢的衰老并非一朝一夕，它如同季节的更替，悄无声息却无法阻挡，生育力也在这一过程中不可避免地逐渐凋落。

女性的生育能力就像一段优美的乐章，随着年华流转，音符从高昂逐渐转为低沉。生育的黄金期大约在20–30岁之间，此时，卵巢如同盛夏的花园，生命力最为旺盛。然而，35岁之后，这份旺盛的生机开始减退，到了37岁以后，卵巢的衰老如同秋风扫过叶脉，迅速凋零。与20–24岁的女性相比，35–39岁的女性生育力下降了31%，而41岁左右，生育能力几乎彻底消失。

◆ 保不住：令人瑟瑟的流产

历经千辛万苦怀上的宝宝，可能尚未足月便不幸失去，就像种子种到土壤里，还没开花结果甚至还没发芽就枯萎了，这无疑令准妈妈们悲痛不已，这种怀上了却没有保住的现象，在医学上称为自然流产（spontaneous abortion），即胚胎或胎儿尚未具有生存能力而自发性丢失，我国将其定义为妊娠未达28周、胎儿体重不足1000g而终止的现象。发生在妊娠12周前者称为早期流产，而发生在妊娠12周或之后者，称为晚期流产。自然流产约占所有妊娠的15%–25%，其中80%为早期流产。

稳定的卵巢功能在妊娠早期至关重要，卵巢功能的稳定发挥一旦受到影响，必然会使妊娠早期路途坎坷。妊娠早期（通常指12周前），卵巢内的妊娠黄体可以分泌孕激素，来维持子宫的稳定。随着卵巢的老化，卵巢功能开始慢慢衰退，孕激素的分泌也开始变得不稳定，黄体功能的不足可能引发子宫收缩，会增加将妊娠囊排出体外进而流产的风险。胚胎在子宫内的“着陆”变得更加不确定，卵巢无法像年轻时那样为胚胎提供稳定的支持。研究数据显示，在做试管体外受精周期中流产率随年龄和卵巢衰老而增加：33岁之前仅为9.9%，而33–34岁则增加至11.4%，35–37岁为13.7%，38–40岁为19.8%，41–42岁为29.9%，超过42岁后可高达36.6%。

◆ 生不好：怀胎数月的遗憾

艰难的备孕过程与十月怀胎的终极目标，是希望顺利分娩健康存活的宝宝。这种分娩正常健康婴儿的概率，在医学上称作“活产率”。卵巢衰老以后不仅让怀孕变得更加困难，让流产的风险大幅增加，同时能成功迎来一个健康新生命的概率也逐年减少。研究发现辅助生殖技术（assisted reproductive technology, ART）的成功率及活产率随卵巢衰老逐渐降低。调查数据显示，35 岁以下的女性体外受精（*in-vitro* fertilization, IVF）后活产率为 41.5%，而 35–38 岁者为 31.9%，38–41 岁者为 22.1%，41–43 岁者为 12.4%，43–44 岁者为 5%，≥44 岁者仅为 1%。

随着卵巢老化，胚胎的质量不可避免地受到影响。衰老的卵巢可能排出染色体异常的卵子，质量较差的种子自然也无法正常生长发育至成熟，在妊娠早期可表现为自然流产，而到了妊娠中晚期，可能出现胎儿畸形，甚至是致死性畸形而无法获得健康的宝宝。随着年龄的增加，卵母细胞的染色体异常率逐渐升高，从而导致子代非整倍体率随之上升，这是造成生育质量下降的主要原因，有数据表明，35 岁以下女性的卵母细胞染色体异常率为 53%，而 41–42 岁女性上升到 74%，42 岁以上的女性则高达 93%。胚胎中最常见的非整倍体形式为常染色体三体综合征，如 21–三体综合征，其主要发生因素为纺锤体不分离。由于卵巢的衰老，即使通过ART进行胚胎形态学筛选，胚胎的染色体异常率依然居高不下。有研究显示 20–34 岁、35–39 岁和 40–47 岁三组采用ART的女性，胚胎非整倍体率依次为 4%、9.4%、37.2%。并且已有大量研究数据显示，婴儿发生明显细胞遗传学异常的比例随母亲年龄增长而显著上升。

因此，老是怀不上宝宝，怀上了却不幸流产，或无法生育存活健康的宝宝，都需要警惕是不是卵巢衰老了！

◆ 特别提醒

需要注意的是，导致生育力下降及不孕的原因复杂多样。首先，要排除男性方面的原因，如无精症、弱精症等；其次，女性方面除了卵巢衰老，宫腔粘连、输卵管梗阻和慢性盆腔炎等因素也会导致生育力下降及不孕。若出现早期妊娠流产，保不住了，也不用焦虑，要去正规医院做相关的检查，及时发现流产的主要原因。首先需要排除由卵巢衰老带来的黄体功能不足及胚胎质量问题。此外，还需排查母体的其他原因（如甲状腺功能异常、生殖器异常等）及父亲方面的精子质量问题等。

随着卵巢的衰退，女性的身体愈发难以承担孕育新生命的重任。正因卵巢的衰老对生育力的影响如此深远，女性朋友们应该在了解这些自然规律后，合理安排自己的生育计划。时间虽不可逆转，但我们可以通过科学规划和积极应对，把握住属于自己的生命花期，在合适的时间播下孕育新生命的种子，让未来充满生机与希望。

2

月经乱了，原来是上级指挥官退休了！

在很多国家的传统认知和宗教中，月经期间的女性被视为“不洁”，种种说法众说纷纭，也由此衍生出很多关于月经的禁忌。现代医学认为，月经是伴随其上级指挥官——卵巢的周期性变化“指挥”而出现的子宫内膜周期性脱落及出血，是一种正常的生理现象。规律月经的出现是女性生殖功能成熟的重要标志，而月经的变化也可以在一定程度上反映出女性的健康情况。

◆ 什么是月经周期与经期？

若想判断是否存在月经紊乱，首先需要明确什么是正常的月经：以出血第 1 天作为月经周期的开始，两次月经第 1 天相隔的时间称为一个月经周期（menstrual cycle），通常为 21–35 天，平均 28 天，而每次月经持续的时间称为月经期（menstrual period），通常为2–7天，平均4–6天。规律的月经周期是卵巢功能正常的体现，当上级指挥官——卵巢正常工作时，卵巢内的卵泡正常生长发育排卵，那么月经也具有规律的周期性。当卵巢功能异常时，则会导致月经紊乱，也就是月经模式的改变，包括月经周期缩短或者延长、月经出血量减少、经期延长等。

◆ 月经模式的变化

月经模式的变化是卵巢衰老过程中最容易鉴别的事件，可作为女性卵巢功能改变的最佳自测指标。研究表明，月经周期变化是评估普通人群生殖健康、生育能力及初步预测妊娠结局最直接且简单易操作的指标。最先出现的微小临床症状是月经周期缩短 2–3 天，但仍保持规律，究其原因是抑制素B（inhibin B, INHB）降低及FSH增高导致卵泡期缩短与提前。随着卵泡的继续丢失，不排卵周期次数增多，出现月经稀发、周期延长及闭经等显性症状。由于月经周期缩短比较微妙，难以察觉或易被忽视，多数女性直到围绝经期出现严重的月经紊乱才发现卵巢功能衰退的事实，此时往往已进入绝经过渡期。

月经模式的改变是最容易被发现的临床表现，具有客观性、无创性，可以直观地监测，有利于指导临床工作。然而出现月经模式的变化意味着已经处在生殖衰老进程的中后期，生育能力已明显下降，所以月经模式的改变可以作为卵巢衰老中晚期的评价指标。

◆ 特别提醒

需要注意的是，体重变化、吸烟、宫腔粘连、避孕药物等也可影响月经模式的变化。因此，月经模式的改变不适合单独作为预测卵巢衰老的指标，需要结合病史及其他检查进行综合评估。

3

皮肤松垮、斑点不断，自然美容神器罢工了？

◆ 皮肤：光彩不再，岁月痕迹悄然浮现

拥有光滑、嫩白且富有弹性的肌肤是每一位女性孜孜以求的目标，然而，随着年龄的增长，皮肤逐渐出现松弛、皱纹和色素沉着等问题。为什么会出现这些变化呢？这与我们的自然美容神器——卵巢有着密不可分的关系。

◆ 雌激素：女性的“青春奖赏”

雌激素作为卵巢的主要内分泌激素，在女性体内发挥着广泛的作用。皮肤是雌激素的敏感靶器官，光滑紧致的皮肤与雌激素的作用密切相关。雌激素促进皮肤血管新生、炎症修复及免疫反应，调节胶原蛋白合成和皮肤水合作用，是女性青春貌美肤白的最好保养品。当卵巢功能开始衰退，自然美容神器开始“罢工”了，雌激素的流失则使得皮肤的胶原蛋白和弹性纤维的合成随之减少，弹性和紧致度逐渐消失，而同时皮肤表层的水分流失加快，出现干燥、粗糙、失去光泽等问题，皮肤不再像从前那般水润透亮。最终，在内外因素的影响下，皮肤出现皮脂分泌量减少、表皮干燥、皮肤胶原和水分含量下降、弹性降低等老化的表现。

此外，长期缺乏雌激素“滋养”，皮肤防护屏障功能减弱，抗氧化和自我修复能力下降，皮肤更容易受到紫外线和外部刺激的损害，引起色斑和老年斑。当皮肤接受紫外线照射时，会产生黑色素保护其免受损伤。皮肤内黑色素产生过多或者代谢障碍就会形成色斑及斑点。此外，由于黑色素细胞表面具有雌孕激素受体，因此在高性激素水平下也会出现色素的沉着，例如，在怀孕期间，不少孕妇就会出现黄褐斑，这是机体雌激素和孕激素水平过高加剧了黑色素生成所致。因此，当卵巢功能衰退初期，下丘脑-垂体-性腺反馈轴紊乱，导致激素分泌异常或过高，也可能通过作用于黑色素细胞而促进色斑的形成。

◆ 特别提醒

想要拥有光滑有弹性的皮肤，除了平时注意防晒、作息规律、保证营养、注意护理，更要重视卵巢健康维护——卵巢功能对皮肤状态的影响，是任何昂贵护肤品都无法替代的。

4

身材变了样，不只是多吃了两顿的事儿！

◆ 体形：曲线渐逝，腰腹堆积

随着年龄的增加，许多女性会发现自己的身材不再如年轻时那般玲珑有致，即使饮食和锻炼保持不变甚至严格控制，依然会发现自己的体重在悄悄地增加，减重的道路上步履维艰。机体新陈代谢的速率逐渐开始减慢，这种变化是造成我们体重增加的一个重要原因。因此，保持体形成了一场与岁月对抗的持久战。

肥胖分为两种类型，一种是中心性肥胖（俗称“苹果型”身材），脂肪组织主要囤积在腹部，常常见于男性；另一种是周围性肥胖（俗称“梨形”身材），脂肪组织堆积在臀部和大腿，常以女性为主。研究表明，中心性肥胖与心血管疾病、代谢异常如“三高”的关系更加密切，而周围型肥胖尽管难以减重，但是相比之下更加健康。到了更年期，女性身体的脂肪组织开始更多地在腰腹部囤积，曾经紧致的腰身似乎开始失去了原有的曲线，逐渐从纤细的“沙漏型”身材向“苹果型”转变。

◆ 雌激素：呵护女性健美身材的良药

除了饮食习惯和运动因素的影响，其实卵巢衰老带来的雌激素下降也会悄然改变我们的体形。雌激素对脂肪的合成与代谢有着重要的影响。一方面，雌激素通过降低神经肽的分泌和功能，影响脂肪代谢；另一方面，雌激素通过降低细胞脂蛋白脂肪酶的活性，增加激素敏感型脂肪酶和三酰甘油脂肪酶的表达，从而抑制脂类的生成和摄取，促进脂肪的分解。雌激素对食欲和机体能量利用有重要的调节作用，当雌激素水平降低时，下丘脑-垂体轴受到的反馈性抑制作用减弱，在大脑的刺激下，美食对我们的诱惑变得难以抵挡。同时，雌激素的减少导致我们的身体对胰岛素的敏感性降低，能量利用率下降，糖脂代谢发生障碍，即使在饥饿的情况下，我们的身体也更喜欢消耗蛋白质和糖类，囤积的脂肪组织却纹丝不动，节食也不一定能达到减重的目的。

◆ 特别提醒

研究显示，随着卵巢衰老、围绝经期的到来，雌激素的逐渐缺失干扰了脂质代谢、胰岛素敏感性，能量消耗和体脂分布组成，增加腹部和内脏脂肪累积，使女性体型向男性体型也就是中心型肥胖的转化，不仅影响了身材，更是对我们的健康与生活质量造成损害。因此，通过合理、恰当的雌激素补充治疗可减少绝经后腹部脂肪堆积，减少总体脂肪量，从而维持女性凹凸有致的优美体态。

5

潮热出汗，原来是这里出了问题！

人到中年，是否经常感到莫名潮热，半夜大汗淋漓，甚至清晨醒来后湿透衣被？其实这是身体在向你发出信号——卵巢可能出问题了，卵巢功能开始走下坡路了！

这种潮热通常无征兆发作，表现为头颈和胸部皮肤突然泛红，持续时间从几秒到一小时不等，大多数人仅持续 1-2 分钟。发作频率因人而异，有人每周发作 1-2 次，有人却每天数次甚至数十次。潮热还常伴有全身的烘热感，尤其在夜间或黄昏时更为明显。部分女性在潮热结束后，大量出汗并感到畏寒，有时甚至因此出现睡眠障碍而感到疲惫不堪。

◆ 绝经综合征的“幕后推手”：卵巢功能下降

这些潮热、盗汗的现象多与卵巢功能衰退密切相关。卵巢衰老是一个缓慢但不可逆的过程，随着卵巢分泌的激素逐渐减少，全身多个生命系统都会受到影响。

在此期间，女性可能会经历月经周期紊乱、情绪波动、睡眠质量下降等身心变化，这一阶段被称为“围绝经期”。围绝经期的种种临床表现，即医学上所说的“绝经综合征”。

绝经综合征的出现受多种因素影响，如种族、气候、遗传、营养状况、体重、身高和产次等。大多数女性在45-55岁之间开始出现症状，有些人在绝经前的过渡期便已感觉不适。这些症状可能持续2-3年，少数人甚至延续到绝经后5-10年才逐渐减轻。

对于人工绝经的女性（如因手术切除卵巢），症状通常在术后2周内显现，并在2个月时达到高峰，可能持续长达2年之久。

◆ 潮热和盗汗的核心原因

绝经综合征的根本原因是雌激素水平的下降。随着雌激素的减少，中枢体温调节系统发生变化，交感神经活性增强，副交感神经功能减弱，导致潮热和盗汗等血管舒缩症状。这些症状通常提示卵巢功能已进入衰退阶段。

◆ 潮热和盗汗的其他诱因

需要注意的是，潮热和盗汗并非绝经期女性的“专属现象”。其他诱因如精神紧张、外界刺激（如压力过大、室温过高、活动过多、衣物过暖）也可能导致类似症状。因此，如果发现这些问题，需首先排除环境和心理因素的影响。

◆ 如何应对潮热和盗汗?

（1）调整生活习惯

- 避免过度疲劳，保持适当运动。
- 睡前避免摄入刺激性食物，如咖啡、浓茶和辣椒。
- 睡觉时尽量保持室内通风凉爽，选择透气性好的寝具。

（2）科学饮食

- 多摄入富含植物雌激素的食物，如豆类、坚果和谷物。
- 补充富含维生素D和钙的食品，预防骨质流失。

（3）心理调节

- 学会缓解压力，如通过练瑜伽、冥想或听音乐来放松心情。
- 遇到困扰及时与家人、朋友沟通，保持积极乐观的心态。

（4）及时就医

- 如果潮热和盗汗影响到了日常生活，建议尽早到卵巢衰老或更年期专科门诊寻求专业帮助。医生可能会根据情况在全面评估健康状况下推荐激素治疗或其他适合的治疗方案。

6

情绪不稳定，是“什么”在闹腾？

◆ 情绪：生活大致平静，但总会有所波澜

人类在一生的不同时期均有不同程度的情绪波动。中枢神经系统递质如血清素、多巴胺和去甲肾上腺素均与情绪变化密切相关，然而，这些递质的调控主要受雌激素的影响。因此，情绪不稳定可能是卵巢在“闹脾气”，雌激素水平的波动会导致神经递质功能失衡，从而导致冲动、易怒、焦虑，甚至抑郁等情绪。下丘脑–垂体–卵巢轴（HPO轴）反馈机制功能失调，可以影响自主神经系统功能，易出现心悸、头晕和疲劳等躯体症状。因此，情绪的波动并非单纯由心理因素引发，而是体内复杂的激素和神经系统相互作用的结果。

◆ 卵巢衰老：情绪不稳

正常的卵巢功能是维持女性年轻态的一个重要基石。随着年龄的增长，卵巢功能也会逐渐衰退，这是女性身体的一个自然生理过程。然而，卵巢功能衰退导致性激素波动或减少，可出现注意力不集中、情绪激动、易怒或低落、无法自控等精神心理症状。因此，围绝经期的女性常常感到无法掌控自己的情绪。此外，自主神经失调可出现头晕、失眠、耳鸣、

心悸等不适感，又加重了女性的焦虑和抑郁情绪，进而影响其工作和生活，引发精神心理上的功能障碍。此期间女性性格也可暂时发生改变，表现为孤僻、敏感、多疑、易伤感等思维方式异常，严重者可有自言自语、多愁善感、抑郁寡欢等行为表现，严重影响女性的工作和生活。

◆ 更“年”不更“心”

研究发现，更年期女性抑郁、焦虑等情绪障碍发病率为30%–50%，已成为更年期常见的心理疾病。我国更年期女性中约70%的情绪障碍主要表现为烦躁不安、悲观忧郁等，而躯体症状及行为改变占30%。更年期情绪问题已成为更年期女性面临的重要挑战。情绪及心理状态不佳会加重更年期症状，而这些症状又反过来影响情绪和心理状态，造成恶性循环。女性终其一生都在激素涨潮、退潮这座迷宫中奋勇前行，我们经历过青春期的美好，更应享受更年期的从容，保持良好的心态能帮助我们坦然面对卵巢衰老过程中的各种困扰。

◆ 特别提醒

当身体出现前述提到的表现时，我们首先要认识并且接受身体的变化，这是卵巢衰老的一个自然过程；其次需要采取健康积极的生活方式，勇敢面对卵巢衰老造成的精神和身体上的困扰。当身体状况异常严重影响生活时，可以到卵巢衰老专科门诊与精神心理门诊就诊，及时寻求专业医学帮助，如药物治疗或心理疏导，这些措施都是改善卵巢衰老对女性心身状态影响的有效途径。

7

睡不好的原因别忘了卵巢！

◆ 睡眠：夜不能寐的困扰

围绝经期女性容易出现入睡困难、多梦、早醒等一系列睡眠困扰，许多人会感觉难以像年轻时那样获得充足睡眠。除了生理、心理及环境因素，其中卵巢功能衰退也不容忽视。研究表明，40%–60%的女性在卵巢功能衰退期遭遇睡眠问题，其中以入睡困难和夜间觉醒最常见。此外，卵巢功能衰退时的潮热、盗汗，以及机体老化过程本身，均可增加睡眠障碍。失眠不仅带来身体上的疲惫，也让情绪更加难以控制，白天的精力和专注力也随之大打折扣。

◆ 睡眠障碍与卵巢衰老的相互影响

睡眠障碍与卵巢衰老引起的雌激素减少直接相关。雌激素通过调节体温和昼夜节律，帮助维持正常的睡眠模式。随着雌激素水平下降，体温调节中枢的功能失调，夜间潮热和盗汗让女性频繁醒来。此外，雌激素减少还影响了大脑中的γ–氨基丁酸（γ-aminobutyric acid, GABA）神经递质，这种物质负责帮助入睡和平衡睡眠周期。因此，很多女性在围绝经期和绝经后出现入睡困难、早醒或睡眠质量下降的现象。长期的睡眠障碍不仅会导致白天的疲劳，还可能加剧情绪问题和认知能力的下降。

睡眠节律改变，如夜间工作或不定期轮班的女性，更易出现月经周期改变、月经期疼痛的增加，以及月经出血时间和量的变化。研究发现，夜班晚上睡眠少于1小时的护士人群中，月经紊乱的发生率为53%。这可能是由于轮班工作减少了个人的睡眠总量，使人更易疲惫和失眠，导致激素分泌紊乱。

◆ 好睡眠，抗衰老

睡眠障碍为卵巢衰老女性的首要健康问题之一，早睡早起不熬夜，保证充足的睡眠时间，保持良好的睡眠习惯，均有助于预防卵巢衰老。此外，高神经质、低共情力、低责任心、抑郁或经前烦躁障碍等人格特征，以及有抑郁、经前烦躁障碍病史的女性，在卵巢功能衰退期更容易出现睡眠障碍。因此，围绝经期女性要尽量保持心情愉悦，学会自我调节情绪。当睡眠困扰无法自我调整时，可以到卵巢衰老/更年期专科门诊或精神心理门诊就诊，及时寻求专业医学帮助。

8

心慌胸痛血压高，心脏也不负全责

当出现心慌、胸痛、血压升高这类心血管疾病的症状时，不一定是心脏自身的问题，很有可能是心脏的守卫者——雌激素失守了，这与主要分泌雌激素的卵巢密切相关。

◆ 降低的雌激素，消失的守卫者

在女性的一生中，雌激素如同一位忠诚的卫士，始终守护着心血管系统的健康。它帮助维持血管壁的弹性，降低血脂水平，减缓动脉硬化的步伐。然而，随着年龄的增长，卵巢功能逐渐衰退，雌激素的水平也悄然下降，这位守护神的力量渐渐消失，心血管系统的防线开始变得脆弱。雌激素的减少可能引发一系列令人困扰的心血管疾病相关症状，如心慌、胸痛和血压升高。虽然这些症状在年轻时可能与生活压力、饮食不当等因素相关，但在更年期前后，卵巢的衰老和激素水平的变化才是罪魁祸首。

◆ 雌激素的心血管守护之道

雌激素可通过多种机制来守护血管健康：①改善血管内皮功能，雌激素能够促进一氧化氮的释放，增强血管内皮细胞的功能，改善血管的舒张性。这有助于保持血管的弹性，降低血管硬化的风险；②调节脂质代谢，雌激素有助于降低低密度脂蛋白（low density lipoprotein, LDL，俗称“坏胆固醇”）水平，并增加高密度脂蛋白（high density lipoprotein, HDL，俗称“好胆固醇”）的浓度，从而减少动脉粥样硬化的发生概率；③抗炎作用，雌激素能够抑制血管壁的炎症反应，减少氧化应激，这对于预防心血管疾病至关重要；④抗凝血作用，雌激素有助于调节血液的凝血功能，减少血栓形成的风险，进而降低深静脉血栓、肺栓塞等血管事件的发生。然而，随着卵巢功能的衰退，雌激素的这些保护性作用逐渐减弱，心血管系统因此面临更多挑战。

◆ 雌激素失守后的心血管困扰

雌激素的减少常常导致一系列令人困扰的心血管症状，特别是在更年期之后。以下是一些常见症状及其背后的原因。

（1）高血压：随着雌激素水平的下降，血管内皮的保护作用减弱，血管舒张能力下降，导致外周血管阻力增加，从而引发血压升高。研究表明，进入更年期后，约有50%的女性会出现高血压问题，尤其是50岁以上的女性，高血压的发生率显著增高。

（2）心慌与心悸：更年期时，女性体内的激素波动常常引发心慌、心悸等不适症状。这些症状主要与自主神经系统的失调有关。雌激素的缺乏会导致交感神经活性增强，副交感神经功能减弱，进而使心率加速或不规则。尽管这些症状通常不代表严重的心脏问题，但它们对生活质量的影响却不可忽视。

（3）胸痛：胸痛是女性在更年期后常见的心血管症状之一。雌激素缺乏导致动脉壁弹性下降，血液流动受阻，可能引起心前区不适或疼痛。此时，女性应警惕心血管疾病如冠心病和动脉硬化的可能，及时就医尤为重要。

（4）冠心病与心肌梗死：雌激素水平的下降与冠心病的发生密切相关。动脉硬化进程加速，冠状动脉粥样硬化的风险大大增加，进而可能导致胸痛、呼吸急促、乏力等症状，严重时甚至引发心肌梗死。

（5）外周血管病变：外周血管病变主要表现为下肢血液循环不畅，女性在更年期后，由于雌激素水平下降，血管的弹性和舒张能力减弱，容易导致下肢肿胀、麻木和疼痛等症状，甚至可能发生血栓。

（6）血栓形成：雌激素的抗凝作用减弱，使得血栓形成的风险增加。更年期后，女性可能更易发生深静脉血栓或肺栓塞等血管事件，导致肢体肿胀、疼痛，甚至危及生命。

◆ 特别提醒

卵巢衰老是女性自然衰老过程中的重要一环，对心血管健康产生了深远的影响。雌激素的减少与高血压、心慌、胸痛等心血管症状密切相关，因此，女性在更年期及其后期应重视心血管健康，采取健康的生活方式，保持健康的饮食、规律的有氧运动、良好的心理状态，定期监测血压、血脂、血糖等健康指标，必要时寻求医学帮助，以降低心血管疾病的风险，保持更高的生活质量。

9

心肺没毛病，心慌气短仍不停，内科医生居然要求去看妇科？

若出现了心慌气短等症状，女性通常会首先考虑去心内科就诊，排查心脏、肺部的毛病，可一系列的检查全做了却发现没啥问题，找内科医生一看竟然让去看看妇科，这又是为何呢？原来随着卵巢功能的逐渐衰退，体内激素水平，尤其是雌激素和孕激素水平的急剧变化，可能引发一系列生理和心理上的不适。除了常见的月经紊乱、潮热等症状外，卵巢衰老还与自主神经系统失调密切相关，导致心慌、气短、出汗异常和情绪波动等问题，这些貌似心血管疾病的症状其实并非均是心肺疾病所致。

◆ 卵巢衰老：自主神经紊乱的导火索

自主神经系统是调控身体无意识活动的神经系统，主要包括交感神经和副交感神经。交感神经在应激时发挥作用，增强心跳、提高血压和加速呼吸，以应对外界威胁；副交感神经则负责恢复和放松，帮助身体恢复正常状态。二者的平衡对于维持身体健康至关重要，然而，卵巢衰老引发的激素变化可能破坏这种平衡。

雌激素对自主神经系统的调节至关重要。研究表明，雌激素能够平衡交感神经和副交感神经的活动，维持神经系统的协调。雌激素水平较高时，副交感神经的活动较为活跃，有助于放松身体，减轻应激反应。而随着卵巢衰老，雌激素水平下降，交感神经的活性增加，副交感神经的活性则减弱，这导致自主神经系统的功能失调。这种失调不仅影响心血管功能，还可能引发一系列症状，如心慌、气短、出汗异常、失眠、情绪波动等。

心慌和气短是更年期女性常见的症状之一，尤其是在卵巢衰老导致的雌激素水平下降后，交感神经的兴奋性增加，心跳加速、呼吸急促等症状容易出现。雌激素水平低下时，心脏的节律控制变得不稳定，心脏对交感神经的反应过度，导致心律不齐或心跳过快（心悸）。同时，交感神经的增强也使得呼吸频率增加，女性可能感到气短、呼吸急促或呼吸不畅。这些症状通常在情绪激动、劳累或突然改变环境时更加明显，给女性带来不小的困扰。

更年期女性常出现的“潮热”和“出汗异常”现象也是由自主神经系统失调引起的。雌激素水平下降后，体温调节中心受到影响，导致交感神经在无意识的情况下过度活跃，从而引发热潮红和异常出汗。热潮红是指短时间内突然感觉全身发热、面部潮红，伴随大量出汗。这种症状的发生通常没有明显的外部原因，却使女性感到极度不适。

自主神经系统失调还与情绪波动、焦虑和抑郁等心理问题密切相关。由于交感神经的过度活跃，女性在情绪上往往表现为易怒、焦虑或抑郁。雌激素水平下降后，神经递质的平衡受到影响，可能导致情绪波动、焦虑、失眠等症状的出现。这些情绪问题进一步加剧了身体的不适，如心慌、气短等症状，从而形成恶性循环。

◆ 特别提醒

卵巢衰老与自主神经系统失调密切相关，会导致一系列不适症状，如心慌、气短、出汗异常和情绪波动。女性应通过健康的生活方式、适量有氧运动和心理调节等方法缓解这些症状，必要时寻求医学干预，以保持身心健康。理解卵巢衰老的影响，可以帮助女性更好地度过这一人生重要阶段。

10

骨头嘎嘣脆，不单单是缺钙那么简单！

生活中，大家可能听说某位老年女性轻轻摔倒就骨折了。很多人认为这是年龄大了，因为缺钙，骨头变松了。其实，这是由于骨骼变疏松了，在医学上称为骨质疏松，骨质疏松就容易骨折，老年女性更容易发生。据调查，我国 60 岁以上人群骨质疏松总体患病率为 36%，其中男性为 23%，女性为 49%。那么，为什么老年女性更容易骨质疏松呢？难道只是因为缺钙吗？有没有办法预防和治疗呢？

◆ 雌激素：骨骼强有力的保障

骨骼一般包括无机矿物质、有机物、细胞和脂肪。骨骼是动态代谢的，也就是说每天都有新骨的合成，也有旧骨的吸收，处在动态平衡中。如果新骨的形成不能填补旧骨吸收后留下的空隙，就会出现骨代谢的负平衡，就会发生骨质疏松。雌激素是女性的重要性激素，在内分泌功能中发挥重要作用，主要由卵巢产生。随着年龄增加，卵巢功能逐渐衰退，特别是绝经后，雌激素水平会降至很低水平。雌激素在骨代谢中扮演了关键角色。雌激素主要是通过抑制破骨细胞的功能，或促进破骨细胞凋亡来发挥作用。破骨细胞减少了，或者功能下降了，骨骼的吸收就会减少，骨质就自然不会疏松了。雌激素也可以通过刺激成骨细胞来增加新骨的合成，这样骨质就更不容易疏松。当卵巢功能下降，雌激素分泌会减少，骨代谢的平衡被打破，简言之，就是骨吸收速度超过骨合成速度，骨质疏松发生的风险就会大大增加。骨质疏松后就会增加骨折的风险，尤其是脆性骨折，这就是绝经后的女性骨折风险增加的原因。骨折好发于女性的髋部、前臂和脊柱，严重影响了女性的健康安全。数据显示，绝经后女性骨质疏松的患病率高达37.9%，远超绝经前的水平。

◆ 特别提醒

骨质疏松发生的其他因素有不可控因素、可控因素，以及疾病与药物因素。不可控因素如年龄增长、脆性骨折家族史；可控因素包括缺乏体力活动、日光照射不足、吸烟、过量饮酒、饮食中钙和维生素D不足等；此外，某些疾病和药物也会影响骨代谢，如糖尿病、甲亢、类风湿，以及长期使用糖皮质激素、质子泵抑制剂、抗癫痫药物等。可以通过改善营养和生活方式预防骨质疏松的发生，必要时在医生的指导下可采用药物治疗。

11

肌肉骨骼关节痛，罪魁祸首竟然是 TA？

女性一到更年期，大家很容易想到潮热、情绪波动等绝经期综合征的症状。其实还有很多女性会感到全身肌肉骨骼关节都酸痛不已。而其中的罪魁祸首可能是卵巢衰老导致的雌激素缺乏。绝经后，至少有 50% 的妇女有骨关节痛的临床表现。另外，骨关节炎也多以疼痛为主要表现，骨关节炎是一种以慢性退行性病变为特征的骨关节病，主要累及膝关节、髋关节及各种手指关节。60 岁以上总体发病率为 40%以上，其中女性是男性的 1.7 倍。

◆ 雌激素：关节肌肉的松弛剂

雌激素对骨关节具有保护作用，雌激素可以使韧带变得松弛，活动度增加，女性膝关节活动度在月经周期中随着雌激素水平增加，可从（4.7 ± 0.8）mm增加到（5.3 ± 0.7）mm。卵巢衰老后，雌激素水平降低，韧带变得僵硬，僵硬程度持续增加，骨关节炎发病风险增加，韧带断裂的风险也增加。关于雌激素在骨关节炎中的具体作用及机制，目前尚无定论。可能是卵巢功能减退后，雌激素水平下降，导致了机体炎症因子水平升高，炎症反应又影响了骨关节结构。

雌激素水平下降，不仅对骨骼有严重影响，对肌肉亦有明显改变，可造成肌肉总量下降和强度减弱，部分女性还会出现肌肉痛的表现。这种疼痛不仅降低生活质量，还可能让女性失去正常活动的能力，进一步加剧骨骼的脆弱性。卵巢衰老后导致的肌肉症状主要表现为肩颈腰背部、肌腱疼痛及肌肉痉挛，多发生在小腿、足底部、侧腹部、肋缘部等肌肉。肌肉痛在部分国家和地区的围绝经期妇女中的发生率可达 50%以上，严重影响着围绝经期妇女的生活质量。在绝经后的最初 3 年，肌肉量下降最明显，且下肢的肌肉量减少情况较上肢严重得多。卵巢衰老影响肌肉的具体机制还不甚明了。围绝经期妇女肌肉强度急剧下降，而可以通过补充雌激素来缓解下降速度，表明了卵巢衰老主要通过雌激素下降来影响肌肉。

氧化应激反应可能是卵巢衰老影响肌肉强度的另一原因，活性氧会影响线粒体功能和蛋白质合成，这两方面都会影响肌肉功能。肌肉功能下降会导致运动能力下降，运动能力下降又会加重氧化应激反应，因此，肌肉功能下降和氧化应激反应两者之间形成了恶性循环。

◆ 特别提醒

卵巢衰老相关的骨关节痛多是短暂的并且有自限性，当然也有少部分人会有持续性的骨关节痛，甚至会发展成为骨关节炎和慢性广泛性痛。所以，当出现持续性的骨关节痛时，需要考虑其他原因。

卵巢功能下降，雌激素水平降低后，会严重影响女性的骨骼、肌肉和关节。对于进入更年期女性，需要多方位进行呵护。与卵巢衰老相关的骨关节痛没有很好的治疗方法，通常的建议是控制体重并保持规律运动，缓解压力并提高睡眠质量，注意饮食，必要时可以服用止痛药物。

12

性生活不和谐，卵巢如何在“作祟”？

和谐的性生活是家庭稳定的重要因素之一，是爱情和家庭幸福的润滑剂，而性生活离不开女性体内适当的激素水平与合适的阴道环境。

◆ 性生活：亲密的距离渐行渐远

卵巢是女性生殖系统的重要组成部分，其功能衰退对性健康有直接影响。随着卵巢衰老的发生，体内分泌的雌激素和雄激素都明显降低。雌激素作用于阴道，让阴道保持弹性与健康，而雄激素担负着性唤起的重责，因此当这两个关键激素水平降低时，女性可能会面临以下问题。

（1）阴道萎缩、变薄，失去弹性。

（2）腺体分泌减少，性唤起减弱，兴奋时润滑反应不足。

（3）子宫萎缩，子宫内膜变薄，宫颈黏液分泌减少。

（4）性交疼痛及性唤起减弱，进一步导致性欲下降。需使用人工激素或润滑剂。

除此之外，由于阴道壁变薄，对尿道和膀胱的保护作用减弱，部分老年女性在性生活后可能会出现尿道烧灼感或不适。

这些生理变化使性生活变得不再轻松愉快，甚至可能引发女性对夫妻生活的抗拒，从而无形中拉远了夫妻之间的亲密关系，进而影响家庭和睦与社会和谐。因此，面对这些问题，女性不应羞于表达或求助。

◆ 绝经期性功能障碍的研究证据

Dennerstein等在一项针对45－55岁女性的横断面研究中发现，31%的女性在绝经前期至绝经后期存在性欲减退，尤其表现为性应答的减弱。研究还表明，性功能的其他方面，如性交频率显著下降，阴道性交困难明显增加。

Thomas在一篇关于中年女性性功能改变的综述中证实了这些观点，而Gracia的研究则进一步指出，女性性功能障碍会随着绝经进展而加重。在绝经后女性中，性功能障碍的发生率约是绝经前女性的2.3倍。

不过，研究也表明，除了卵巢功能衰退（激素水平下降）的直接影响外，性功能的变化还受到其他因素的影响，如焦虑、缺乏性伴侣及未成年子女在家的家庭环境等，但卵巢功能衰退仍是其中的主要因素。

◆ 勇敢应对卵巢衰老，重获幸福生活

性健康是健康生活方式的重要组成部分。面对卵巢功能下降带来的问题，女性不应逃避，而是要勇敢地寻求专业帮助。例如，可以通过激素补充治疗（hormone replacement therapy, HRT）改善症状，从而提高性生活质量、重拾幸福。如果激素治疗因禁忌证无法实施，还可以通过使用润滑剂等其他方法，缓解性生活中的不适。

◆ 结语：拥抱变化，依然美丽

卵巢的衰老是每个女性都必须面对的自然过程，它带来了身体和心

灵上的多重挑战。然而，这并不意味着生命的美丽和韧性将因此消失。通过了解这些变化，调整心态，合理规划生活，女性依然可以在生命的每个阶段绽放出独特的光彩。卵巢衰老只是生命中的一个新篇章，而每个女性，都有能力书写属于自己的美丽故事。

第三篇

花落之因

揭示卵巢衰老的驱动因素

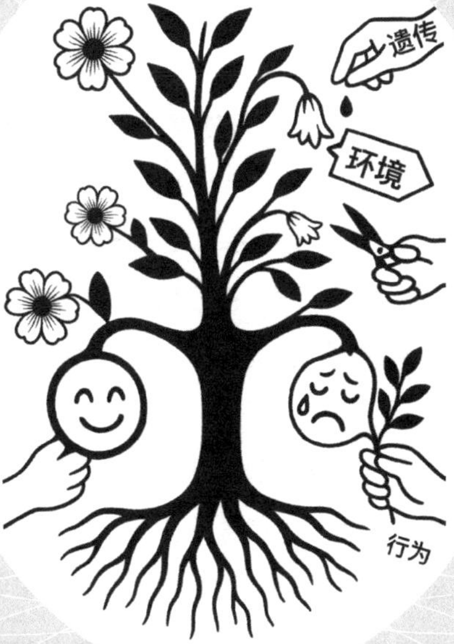

看不见的风，
也能吹落一整季花。

——从内到外，
无声的因素悄悄侵蚀卵巢年华。

花开花落，是自然的规律。对女性而言，卵巢的衰老则是一段不可忽视的生理进程。卵巢衰老不仅意味着生育能力的减退，更牵动着全身健康的微妙平衡。

我们常问：卵巢为何会衰老？又为何有些人比其他人更早经历“花落”？在过去二十年的临床与基础研究之中，我们团队一直探索并提出了“同济分类（Tongji classification）”这一全景式理论框架。该框架将卵巢衰老的驱动因素系统地划分为八大类：遗传、环境、行为、社会心理、神经内分泌、免疫、感染及医疗相关卵巢损伤，全面揭示了这个生理变化背后的根源与路径。

这一篇将带你拨开层层迷雾，走进卵巢衰老的科学图景，揭示卵巢衰老的真正驱动因素。通过深入了解“花落的秘密”，我们一起来科学地认识卵巢衰老的过程及其影响因素，学会如何有效延缓衰老，为健康与活力赢得更多时间。

1

遗传秘密：卵巢衰老会遗传给女儿吗？

女性的卵巢好比一座“种子仓库”，卵巢储备功能就是这座仓库的种子库存量。青春期后，每次月经周期都会有一批卵子进入预备排卵通道，经过层层筛选，最终一般只有 1 个卵子排出，剩余预备排卵的卵子都会闭锁（即优胜劣汰）。女性一生可以排 400－500 次卵，平均 50 岁卵巢储备耗竭，进入绝经阶段。卵巢的衰老，也就是卵巢储备的耗竭，不仅是“岁月留痕”的自然现象，还隐藏着基因的“秘密”。

◆ 母亲与女儿之间的遗传联系

研究表明，母亲的绝经年龄与女儿有很强的关联性。科学家们发现，绝经的遗传度在 30%－85%，这意味着基因在决定绝经年龄中起到了关键作用。如早绝经女性的母亲平均绝经年龄为 43.81 岁，而正常女性的母亲则是 48.48 岁。如果女性有卵巢早衰的家族史（尤其是血缘亲近家属），自身发病风险显著增加，且血缘关系越近，风险越高。中国女性正常绝经年龄多在 45－55 岁，若外婆、妈妈绝经年纪比较早，那自身的卵巢衰老速度可能也会较快。

另外，已有研究明确，一些致病性的染色体异常和基因突变会导致卵巢早衰。

◆ X染色体的奥秘

约30%早发性卵巢功能不全（premature ovarian insufficiency, POI）是由染色体异常或某些基因突变导致的，这部分POI女性的子代遗传风险极大。研究发现，在卵巢早衰患者中染色体异常的检出率高达10%–30%，证明了X染色体在卵巢健康中扮演了重要角色。染色体异常导致的POI大部分与X染色体有关。

特纳综合征（45, X）患者由于少了一条X染色体，几乎都会出现卵巢功能不全，通常在青春期时便会出现闭经。

47, XXX（三条X染色体）女性中，3%–4%的人会提前进入卵巢功能衰退。

脆性X综合征（fragile X syndrome, FXS）由X染色体上*FMR1*基因突变（碱基CGG重复次数超过正常范围）引起。*FMR1*基因碱基CGG重复次数轻度超过正常范围的女性，可以仅表现为POI，而男性会出现注意力不足、多动症或类似自闭症的行为，在老年时有较高风险会患震颤/共济失调综合征。女性*FMR1*基因碱基CGG重复次数超过正常范围后，约50%概率会随着生育遗传给子代，并且还存在遗传不稳定性，即增加的CGG重复次数会在两代内突破200次。因此，FXS是导致遗传性智力障碍和孤独症谱系障碍最常见的单基因病。

◆ 基因突变与卵巢早衰

影响卵巢功能的基因突变可以大致分为三类：第一类是生殖内分泌相关基因突变，如卵泡刺激素受体（follicle-stimulating hormone receptor, FSHR）、细胞色素P450 17A1（cytochrome P450 17A1, CYP17）和雌激素受体1（estrogen receptor 1, ESR1）等；第二类是卵泡发生相关基因突变，如新生儿卵巢同源盒转录因子（newborn ovary homeobox, NOBOX）、生殖系 α 因子（factor in germline alpha, FIGLA）和生长分化因子 9（growth differentiation factor 9, GDF9）等；第三类是减数分裂和DNA损伤修复相关基因突变，如微小染色体维持蛋白 8（minichromosome maintenance protein 8, MCM8）和微小染色体维持蛋白 9（minichromosome maintenance protein 9, MCM9）等。

由染色体或基因变异导致的卵巢早衰不仅有较大概率遗传给下一代，还有可能增加其他疾病的发生风险，如*TWNK*基因变异导致的卵巢早衰患者，可能会在 30 岁左右出现共济失调的症状。因此，在明确诊断后，还要结合病史（含既往史、家族史）、遗传基因及其他相关检查的结果，必要时进行基因检测来明确遗传性。

虽然遗传因素在卵巢衰老中起着重要作用，就像一颗“定时炸弹”，让卵巢过早开始衰老进程，甚至导致提早绝经。但绝大多数女性中遗传因素只是发病基础，后天的环境、行为因素等都可能会加速或减缓这个过程。即使遗传上倾向于卵巢早衰，但保持健康的饮食、规律运动和良好的作息，依然可以帮助延缓这一过程。基因给我们设定了基础，但通过健康的生活习惯，我们依然有能力为卵巢功能争取更多的“健康时光”。

2

环境陷阱：哪些因素在悄悄损害卵巢？

卵巢的衰老，不仅是岁月积累的结果、基因调控的作用，环境中的无形因素也在悄然加速这一过程。大量流行病学调查及基础研究表明，不良的环境因素可对内分泌和生育力产生不利影响，与女性卵巢储备下降、卵巢早衰、过早绝经密切相关，在某种情况下可能起着决定作用，严重危害女性生殖健康。大气污染、环境中的内分泌干扰物，以及某些特殊职业中的暴露风险，就像不易察觉的“隐形推手”，推动着卵巢功能逐渐衰退。

◆ 大气污染：看不见的敌人

现代城市的空气中充斥着细小的颗粒物，尤其是$PM_{2.5}$和PM_{10}。虽然它们肉眼难以看到，却对女性的卵巢健康产生着深远的影响。长期暴露于这些污染物中，会对卵巢的内分泌系统造成干扰，影响卵泡的发育与质量。研究发现，暴露在高污染空气中的女性，卵巢储备下降，月经周期也容易出现异常。

◆ 环境内分泌干扰物：隐藏在生活中的威胁

生活中的很多物品，像塑料制品、农药、化妆品中，往往隐藏着对卵巢有害的化学物质。这些物质被称为环境内分泌干扰物，它们会模仿或阻断体内的激素，影响卵巢功能，甚至加速其衰老。常见的内分泌干扰物包括以下几种。

双酚A（bisphenol A, BPA）：用于聚碳酸酯塑料和环氧树脂的制造，是最常用和生产的化合物之一。BPA暴露能够干扰卵母细胞的发生过程，影响卵巢功能，如类固醇生成和月经周期，进而降低生育能力。同时，BPA被证明具有转基因效应，可能会对后代产生影响。

邻苯二甲酸酯（phthalic acid ester, PAE）：PAE在塑料、聚氯乙烯及其他相关的工业生产中被用作增塑剂。PAE可抑制窦卵泡生长，并影响卵子质量，进而降低女性生育力，甚至导致女性不孕。此外，PAE暴露还能使女性平均绝经年龄提前、加速卵巢早衰。

多氯联苯（polychlorinated biphenyl, PCB）：PCB经常被用作工业生产绝缘油、热载体、冷却液等的原料。PCB暴露可导致卵泡数量和质量下降，增加POI风险，影响人类的生育能力。

全氟和多氟烷基物质（per-and polyfluoroalkyl substance, PFAS）：PFAS广泛应用于许多商业和工业产品，包括不粘炊具、食品容器、消防泡沫、金属镀层和服装等。PFAS可影响卵巢储备功能、增加POI风险，使女性过早绝经。

多环芳烃（polycyclic aromatic hydrocarbon, PAH）：源于工业排放和汽车尾气，会通过空气或食物进入体内，损害卵泡质量，影响卵巢的“健康寿命”。

此外还有重金属（铅、汞、镉等）、农药等，这些化学物质如同隐藏在生活角落的“隐形危险分子”，我们无意中与它们接触，却可能为卵巢带来无法逆转的伤害。

◆ 特殊职业暴露：工作环境中的潜在威胁

在某些职业中，女性面临的环境风险比日常生活更为明显。这些看似普通的职业暴露，实际上会对卵巢功能造成深远的影响。

麻醉气体：研究提示，暴露于手术室的麻醉气体，可能增加医护人员卵巢功能下降的风险，对生育能力产生不良影响，如流产、不孕风险增加。

电磁辐射：经常接触X射线或其他辐射源的女性，卵巢对这些辐射非常敏感，长期暴露可能导致卵泡数量减少，甚至增加不孕的风险。

噪声污染：高噪声的工作环境，如纺织厂或机械车间，也可能影响女性的月经周期，导致排卵异常。

◆ 特别提醒：环境无形，防护有道

虽然我们无法完全避开这些环境中的隐形威胁，但我们可以采取一些措施来减少暴露的风险。选择环保生活方式，如减少使用一次性塑料制品，尽量减少接触污染物和有害化学品，关注职业防护，都是保护卵巢健康的有效策略。通过这些积极的防护和科学的生活方式，为卵巢赢得更多活力。

3

行动产生后果：哪些生活习惯对卵巢衰老不太好？

卵巢的健康，不仅仅依赖于基因和环境因素，日常生活方式也在悄然影响着它的衰老进程。高脂饮食、吸烟、饮酒、睡眠不足……这些看似普通的生活习惯，可能在不知不觉中加速卵巢的衰老。

◆ 高脂饮食：吃得多，卵巢累

现代社会高脂肪、高热量的饮食已成常态，然而，长期摄入高脂食物不仅会导致肥胖，还可能引发卵巢局部炎症，影响卵泡的发育。肥胖女性的卵巢储备通常比体重正常的女性少 20%–30%，而且体内过多的脂肪堆积可能导致绝经提前 1–3 年。肥胖不仅增加了卵巢衰老的速度，还会引发相关代谢性疾病，进一步影响卵巢功能。

◆ 吸烟：卵巢的“隐形敌人”

吸烟对卵巢的影响是确实存在的。研究表明，吸烟女性的绝经时间平均提前 1–2 年，吸烟会加速卵泡细胞的凋亡、导致卵泡闭锁加速、卵泡数量减少。以卵巢衰老的重要指标——FSH水平来量度：长期吸烟的女性，FSH水平通常较高，标志着卵巢的反应能力在下降；主动吸烟女性的血清FSH水平比不吸烟女性提高了 66%，被动吸烟的女性FSH水平比不吸烟女性也增加了39%。

◆ 饮酒：适量才是关键

饮酒对卵巢健康的影响与饮酒量和频率密切相关。适量饮酒（如少量葡萄酒）对卵巢功能的负面影响较小，甚至可能延缓卵巢老化。然而，长期大量饮酒，尤其是每周酩酊大醉超过两次的女性，其AMH水平会降低26%，这表明过量饮酒会显著降低卵巢储备，增加卵巢早衰的风险。长期过量饮酒还可能导致卵巢萎缩，窦状卵泡数量减少，进一步加速卵巢功能衰退。

◆ 睡眠不足：让卵巢“无法休息”

良好的睡眠对于身体的修复与精力的恢复至关重要，卵巢也不例外。长期睡眠不足会干扰体内的激素平衡，下丘脑分泌的促性腺激素释放激素（gonadotropin-releasing hormone, GnRH）脉冲频率及峰度可能受到影响，从而影响垂体分泌卵泡刺激素及黄体生成素，进而干扰卵泡的生长与排卵。研究表明，每晚睡眠少于6小时的女性，卵巢功能下降的风险比睡眠充足者高出30%。此外，睡眠不足还会增加体内压力激素皮质醇的水平，这种长期的高压状态会进一步损害卵巢健康。

◆ 特别提醒：为卵巢的“青春”保驾护航

虽然时间不可逆转，但通过调整生活方式，依然可以为卵巢争取更多“青春时光”。少吃高脂肪食物、戒烟限酒、保证充足睡眠，都是帮助卵巢保持活力的好方法。卵巢的健康既受先天遗传因素影响，更需要通过健康的生活方式进行后天呵护，让它在岁月的流逝中依然保持“青春活力”。

4

药物迷思：口服避孕药、促排卵药会加速卵巢衰老吗？

卵巢衰老是女性生殖系统的自然进程，但日常生活中的一些医疗干预手段，如口服避孕药和促排卵药物，是否会加速这一过程，往往引发人们的关注。让我们从科学的角度探讨这两者对卵巢的影响。

◆ 口服避孕药：短期“休息”，长期无明显影响

口服避孕药通过外源性激素抑制排卵，给卵巢提供短期的“休息”时间。研究表明，口服避孕药不会对卵巢的长期健康产生显著的负面影响。实际上，长期使用复合口服避孕药（combined oral contraceptive, COC）还可能具有保护作用，如降低盆腔炎、子宫内膜癌的发病率，并减少卵巢的工作负担。

一些研究提示，长期使用COC可以推迟自然绝经的年龄。例如，一项大规模的研究发现，曾使用过COC的女性，其绝经年龄比未使用者推迟了约 0.77 年。然而，这并不意味着避孕药可以延长卵巢储备的总量，它可能只是通过减少排卵次数，对卵巢起到一定的保护作用。

此外，有研究显示，长期使用口服避孕药的女性，其AMH水平可能出现暂时性的下降，AMH水平是衡量卵巢储备的一个关键指标。但停用药物后，AMH水平会恢复正常。因此，口服避孕药不会加速卵巢的永久性衰老。

◆ 促排卵：有限的影响，但需合理使用

促排卵药物常用于ART中，通过刺激卵巢在一个周期内排出多个卵子，以提高怀孕的概率。许多女性担心，频繁促排卵是否会“透支”卵巢储备，加速卵巢的衰老。

研究表明，促排卵药物在一定剂量下使用，对卵巢的长期影响较小。虽然在促排卵的过程中，卵巢需要短期内排出比自然状态下更多的卵子，但这种过程不会显著影响卵巢的整体储备。不过，过度促排卵，特别是在多次进行超促排卵的情况下，可能增加卵巢过度刺激综合征（ovarian hyperstimulation syndrome, OHSS）的风险，导致卵巢损伤。因此，促排卵治疗需要在医生的指导下合理进行，以避免对卵巢的过度刺激。

◆ 特别提醒：合理使用医疗手段，保持卵巢健康

总体而言，口服避孕药和促排卵药物在合理使用的前提下，不会对卵巢的长期功能造成显著的负面影响。对于口服避孕药，短期内可能会影响一些卵巢功能的指标，但停药后会恢复正常。而促排卵虽然会增加卵巢的短期负担，但在适当的控制下，对卵巢的长期健康影响有限。

因此，在进行这些医疗干预时，女性朋友应与专科医生紧密合作，确保合理使用，以保护卵巢的长期健康。

5

胖就会老得快吗？

肥胖已经成为全球公共健康的巨大挑战，而中国是世界上肥胖人口最多的国家。根据 2020 年发布的《中国居民营养与慢性病状况报告》，我国成年居民的超重和肥胖率已经超过 50%。那么，肥胖是否会加速卵巢的衰老？答案是肯定的。肥胖不仅影响我们的外在体型，更悄然损害着女性的生殖健康，尤其是卵巢的功能状态。

肥胖诊断标准（BMI: kg/m^2）

WHO标准	分级	中国标准
18.5－24.9	正常	18.5－23.9
25.0－29.9	超重	24－27.9
≥30	肥胖	≥28

◆ 肥胖与月经周期的微妙关系

随着体重的增加，女性的月经周期也会受到影响。肥胖女性的月经周期不规律现象是体重正常女性的两倍，尤其是在青春期和成年早期，肥胖和月经异常往往同时出现。月经过少、闭经的发生率随着体重增加显著升高，仿佛身体在无声警告：超重与肥胖正在影响月经的正常节奏。

◆ 肥胖对卵巢储备的“无声打击”

除了月经问题，肥胖对卵巢储备的影响同样令人担忧。研究表明，超重或肥胖的女性，其血清AMH水平明显低于体重正常的女性，且身体质量指数（BMI）与AMH水平呈负相关，这意味着体重越高，卵巢储备可能越少。尤其是从青春期就开始肥胖的女性，卵巢储备的下降速度可能更快，仿佛在青春的起跑线上，卵巢就已经开始“喘不过气”。

◆ 肥胖如何影响卵母细胞质量？

肥胖不仅改变体型，还会改变卵巢的微环境。肥胖会导致卵巢中促炎细胞因子和活性氧（ROS）水平升高，进而通过慢性炎症和氧化应激破坏卵母细胞的成熟过程。这些不良变化导致卵母细胞质量下降，影响受孕概率。如同一朵花在污染的土壤中难以茁壮成长，卵母细胞在不健康的卵巢环境中也难以发育成优质卵子。

◆ 肥胖与生育力下降：一场“隐形战斗”

肥胖与女性生育力下降有着紧密联系。研究表明，育龄期肥胖女性患不孕症的风险比体重正常女性高出78%，而超重女性的风险也增加了27%。不仅如此，肥胖女性自然怀孕的概率更低，而且在接受ART治疗时，其成功率也显著低于体重正常女性，流产率也相对更高。这场“隐形战斗”，让肥胖女性不仅在生活中承受额外的负担，还在生育力上面临更大的挑战。

◆ 总结：肥胖是卵巢衰老的“催化剂”

肥胖不仅与月经周期异常、卵巢储备和卵母细胞质量下降相关，还直接影响女性的生育力，是加速卵巢衰老的危险因素之一。因此，女性应格外关注体重管理，将BMI维持在健康范围内。这不仅有助于延缓卵巢衰老，也对全身健康大有裨益。每减少一公斤体重，都是对卵巢健康的一份投资。

6

压力山大，“一夜白头”的卵巢故事

在现代社会，压力与我们每个人的生活紧密相连，工作、学习、生活中的各种挑战无时无刻不在考验着我们的承受能力。我们都听说过有人因为经受巨大压力后导致头发在短时间内变白的故事，那么卵巢也会“一夜白头”吗？实际上是有的，现代生活中，女性由于工作、学习、生活及情感的压力应激，常出现月经延迟甚至突然闭经的情况。这种压力性闭经在医学上又叫功能性下丘脑性闭经（functional hypothalamic amenorrhea, FHA），给女性的正常生活带来了巨大的困扰。

◆ 什么是压力应激?

应激是当你面对外界刺激时，身体为应对紧张状态而产生的一系列综合反应。应激状态下，身体会表现出神经兴奋、激素分泌增加、血糖升高、血压上升、心率加快、呼吸加速等变化。血浆中糖皮质激素的升高通常是判断身体是否处于应激状态的重要指标。

适度的应激反应是正常且有益的，它帮助我们快速应对外界挑战，是一种保护机制。然而，若刺激过于强烈或持续时间长，超过了身体的承受极限，应激状态就可能转变为对健康有害的因素。长期的应激状态可能导致持续疲劳、情绪不稳、内分泌失调等问题，对女性卵巢功能产生不良影响。

◆ 压力应激如何影响卵巢？

大量研究表明，长期处于压力下的女性更容易出现卵巢功能问题。焦虑、抑郁、饮食紊乱和营养不良等应激状态，会导致下丘脑－垂体－卵巢轴的功能紊乱，出现月经不调甚至闭经的现象，即前面说到的“下丘脑性闭经”。研究观察发现，承受更多身体和心理压力的女性，卵巢更容易受到损伤，黄体功能缺陷以及无排卵性闭经的发生率更高。

不仅如此，心理压力对卵巢储备也有显著影响。不孕症患者的研究显示，慢性心理压力会降低卵巢储备功能，AMH和抑制素B（inhibin B, INHB）水平降低，FSH水平升高，这些都是卵巢功能下降的标志。应激状态下，卵巢的储备功能也会加速衰退。

◆ 不良精神因素对卵巢衰老的影响

精神因素同样对卵巢的衰老产生深远影响。生命历程研究表明，早期不良经历（如父母离异）可能加速卵巢功能衰退——来自非完整家庭的女性群体中观察到更显著的卵巢储备下降趋势。此外，抑郁症患者普遍存在的正性情感缺失现象，常伴随窦卵泡数量的急剧减少，这进一步提示心理应激可能通过特定机制参与卵巢衰老的进程。

◆ 管理应激压力，守护卵巢的“青春”

现代女性承担着越来越多的社会责任和压力，过度的应激和精神压力与卵巢功能下降息息相关。为了守护卵巢健康，女性应尽量保持乐观的心态，学会调节情绪，面对生活中的挑战时，懂得自我调整与心理疏导，必要时应积极接受专业人士的疏导建议。通过科学的情绪管理和心理调适，我们不仅可以延缓卵巢的衰老，还能全方位提高生活质量。

7

免疫迷宫：揭秘卵巢衰老的免疫因素

卵巢衰老，就像是女性身体衰老的“启动按钮”。随着年龄增长，卵巢会逐渐衰老。而免疫系统的状态也时时刻刻影响着卵巢的健康。目前大量研究发现，如果身体的免疫功能异常则会加速卵巢衰老进程。这就像是一场“内部战争”，免疫系统的各个部分都在这场战争中扮演着不同角色。

◆ 免疫器官：“练兵基地”

想象一下，胸腺就像是一个“训练基地”，负责培养一种叫作抑制性T细胞的“和平使者”。如果这个基地出了问题，如因为疾病或者接受了大剂量的放射性治疗，那么“和平使者”的数量就会急剧减少。这会导致卵巢中的卵泡凋亡过程出现异常，最终可能导致卵巢功能提前衰退。

◆ 免疫细胞：“正义警察”

免疫细胞就像是我们身体的“警察”，正常情况下，它们会保护我们的身体不受伤害。但如果这些“警察”出了问题，比如数量比例失调或者功能失常，它们可能会错误地攻击卵巢细胞，导致卵巢受损，加速卵巢功能的衰竭。在一些卵巢早衰的患者中，可以发现卵巢里有异常的淋巴细胞和浆细胞，血液中的T淋巴细胞分布也不正常，NK细胞数量升高，这些都是免疫细胞异常变化的迹象。

◆ 免疫分子："智能武器"

抗体就像是免疫细胞制造的"武器"，用来识别和中和病原体。抗卵巢抗体是针对卵巢细胞的自身抗体。正常情况下，我们身体里有一定量的抗卵巢抗体，它们帮助清除衰老的组织细胞，不会造成伤害。但是，如果卵巢受到损伤，可能会引发自身免疫反应，导致抗卵巢抗体增多或产生新的异常抗体，这些抗体会攻击卵巢细胞，影响卵巢和卵泡的发育，导致卵泡发育不良，加速卵巢衰老。除了抗卵巢抗体，还有其他一些抗体，比如抗肾上腺抗体、抗甲状腺抗体等，都与卵巢早衰有关。此外，免疫细胞分泌的一些细胞因子，它们在卵泡发育、黄体功能、炎症调节等方面起着重要作用。如果这些细胞因子的含量发生变化，可能会使卵巢细胞处于慢性炎症环境中，导致卵泡过度闭锁、排卵障碍，最终可能导致不育和卵巢衰竭。

◆ 其他自身免疫性疾病

20%–22%的卵巢早衰患者伴有其他器官的自身免疫性疾病，这就像是多米诺骨牌效应，一个器官的问题可能会引发一连串的问题。最常见的是甲状腺疾病，如桥本甲状腺炎和甲状腺功能减退。此外，胰岛素依赖型糖尿病、慢性活动性肝炎、肾小球肾炎、系统性红斑狼疮、类风湿性关节炎、艾迪生病等也与卵巢衰老有关。

◆ 特别提醒

早识别早发现，守护卵巢年轻态。自身免疫异常在卵巢早衰的原因中占 10%–30%。如果长期免疫功能紊乱，或者自身抗体检查异常，或者患有桥本甲状腺炎、肾上腺炎及多腺体综合征等自身免疫性疾病，应该定期检查疾病控制情况和卵巢功能。如果出现闭经不孕等卵巢早衰的症状，应该尽快就医，评估卵巢功能，并在医生的指导下进行治疗。

8

感染警报：了解影响卵巢衰老的微生物敌人

卵巢的健康不仅取决于遗传和生活方式，感染也可能是悄然加速衰老的幕后推手。慢性盆腔炎、腮腺炎病毒、结核分枝杆菌、人类免疫缺陷病毒（human immunodeficiency virus, HIV）和HPV等感染性疾病，虽然看似与卵巢无关，但其实它们可能对卵巢的“青春时光”产生潜在影响。

◆ 慢性盆腔炎：卵巢的隐形威胁

慢性盆腔炎（chronic pelvic inflammatory disease, chronic PID）是由病原体感染引起的生殖系统炎症，它不仅让女性感到间断或持续的下腹部疼痛，还可能对卵巢功能产生深远影响。研究表明，患有慢性盆腔炎的女性，卵巢功能的一个重要指标——AMH水平显著降低。AMH水平下降意味着卵巢储备减少，这直接反映了卵巢衰老的速度加快。

长期炎症会破坏卵巢和输卵管的结构，导致卵泡数量减少，卵泡闭锁率上升，从而影响卵巢的整体功能。数据显示，约30%的慢性盆腔炎患者可能面临不孕不育，造成了炎症对卵巢健康的负面影响。

◆ 腮腺炎病毒：小感染带来的大隐患

腮腺炎病毒（mumps virus, MuV）常见于儿童，但成年人也有可能感染。尽管腮腺炎主要表现为腮腺肿大，但它对卵巢的威胁却不容小觑。研究显示，5%的女性腮腺炎患者会出现卵巢炎。虽然这种情况较为罕见，但如果在青春期感染腮腺炎，可能对卵巢功能产生长期影响。

一项流行病学研究调查了 150 名不孕女性，其中 82.6%的人有腮腺炎病史，特别是在 7–12 岁期间感染的女性，她们的卵巢正处于功能初启的关键阶段。感染腮腺炎病毒后，卵巢受到的损伤可能会持续多年，甚至导致月经失调和不孕。

◆ 结核分枝杆菌：卵巢的潜在侵略者

结核不仅是肺部的敌人，它还可能悄悄影响女性的生殖器官。数据显示，20%–30%的生殖器结核患者会出现卵巢炎症，且有 50%的患者是双侧卵巢同时受累。结核分枝杆菌通过血液传播至卵巢，引发慢性炎症，破坏卵巢的正常结构，影响卵巢功能。

研究发现，隐匿性生殖系统结核患者的AMH水平显著低于健康女性，卵巢储备功能明显受损，表明结核感染可能会加速卵巢的老化进程。

◆ HIV：不仅仅是免疫系统的敌人

HIV不仅会削弱免疫系统，还会对卵巢健康产生显著影响。一项对 1139 名HIV阳性女性和 292 名未感染女性的研究发现，HIV阳性女性发生长期闭经的风险是HIV阴性女性的 3 倍。此外，HIV感染女性的AMH水平较未感染者明显偏低，提示她们的卵巢储备可能提前被消耗。

抗反转录病毒治疗虽然延长了HIV感染者的寿命，但研究表明，这些药物可能对卵巢功能产生不良影响，进一步加剧卵巢储备的下降。

◆ HPV：间接影响卵巢健康

HPV感染主要与宫颈癌相关，但它对卵巢的影响则是间接的。宫颈癌治疗常常涉及子宫或卵巢的切除，或者通过放疗和化疗直接损伤卵巢组织。这些治疗手段可能导致卵巢功能下降，加速卵巢衰老。尽管HPV病毒本身不直接损害卵巢，但其引发的并发症和治疗对卵巢健康的影响不容忽视。

◆ 总结：感染与卵巢的微妙关系

慢性盆腔炎、腮腺炎病毒、结核分枝杆菌、HIV和HPV等感染性疾病会通过不同途径影响卵巢功能，削弱卵巢的储备，加速其老化。女性朋友们需要密切关注这些感染风险，接种疫苗、定期体检、及时抗感染治疗，是保护卵巢功能的重要措施。

9

双刃剑，那些可能损伤卵巢的治疗方式

卵巢的健康不仅仅与自然衰老、生活方式有关，某些治疗方式也会对卵巢功能产生影响，甚至加速其衰老进程。无论是卵巢囊肿手术、子宫手术等外科操作，还是人工流产，抑或是放疗和化疗，这些常见的医疗手段在某种程度上可能都会影响卵巢的功能。

◆ 卵巢囊肿手术：剥离的代价

卵巢囊肿手术虽然是为了去除囊肿，但在手术过程中可能会损伤正常的卵巢组织。尤其是对于边界不清晰、粘连严重的囊肿，如卵巢子宫内膜异位症患者，手术中可能需要切除部分卵巢组织，影响卵巢储备功能。一项研究提示，内异症囊肿剥除术后 1 个月AMH水平下降幅度显著高于其他良性囊肿（分别降低 0.62 ± 0.35 vs. 0.32 ± 0.30）。而其他良性囊肿（如皮样囊肿、浆液性囊腺瘤）的囊肿剥除术对卵巢功能的影响较小。此外，囊肿直径大于 7cm或双侧囊肿患者术后AMH下降幅度更大。研究发现，双侧内异症囊肿患者术后AMH下降 72.41%，而单侧囊肿患者仅下降 43.48%。但对内异症相关囊肿患者，术后 6 个月内，年轻患者的卵巢储备功能可能部分恢复，AMH水平恢复至术前水平的 60%以上，但完全恢复较少见。

此外，手术过程中如果过多使用电凝止血，会对卵巢组织造成热损伤，进一步损害卵巢的功能。有研究显示，电凝止血对卵巢储备的损害显著大于缝合止血。电凝组术后AMH水平下降 41.2%，而缝合组下降仅 15.4%。因此，手术时尽量采取缝合止血操作，尽可能保留更多的卵巢功能，尤其对于有生育需求的女性。

◆ 子宫手术：血供与营养的缺失

子宫手术，尤其是子宫切除手术，可能对卵巢的功能产生负面影响。研究表明，子宫切除术后，女性的绝经时间可能提前 1.5–2 年。这主要是因为子宫动脉与卵巢动脉共同为卵巢提供血供，子宫切除后，卵巢的血供会受到影响，从而导致卵巢功能下降。即便在术后侧支循环得以建立，卵巢的功能也难以完全恢复。

此外，子宫与卵巢不仅在解剖上相邻，还在功能上相互作用。子宫组织分泌的激素和生长因子（如胰岛素样生长因子）对于卵泡发育至关重要。数据显示，子宫切除后，卵巢功能减退的风险增加了 30%，卵泡的闭锁率明显提高，这表明子宫手术对卵巢的间接影响同样显著。

◆ 人工流产术：短暂的功能紊乱

人工流产手术对卵巢功能的影响较为短暂。妊娠期间，女性的雌激素和孕激素水平显著升高，这些激素对下丘脑–垂体–卵巢轴产生抑制作用。流产后，这种抑制作用不会立即解除，卵巢功能的恢复需要时间。研究表明，人流术后约 1 个月，卵巢功能可能出现轻微下降，表现为月经不调或卵巢功能紊乱，但在术后 3 个月左右，卵巢功能通常能够恢复到正常水平。

不过，频繁的人工流产手术会增加慢性盆腔炎等并发症的风险，而盆腔炎也是导致卵巢功能下降的重要因素。因此，女性应尽量减少人流次数，保护子宫的同时也保护卵巢免受频繁损伤。

◆ 放疗：对卵巢的沉重打击

放疗虽然是一种治疗癌症的有效手段，但对卵巢细胞的杀伤作用也不可忽视。卵巢细胞，特别是卵母细胞和颗粒细胞，对放射线非常敏感。研究表明，卵巢功能受到放疗影响的程度与放疗剂量、治疗范围及患者的年龄密切相关。对于年轻女性，接受超过 20Gy的盆腔放疗后，卵巢功能受损的概率超过 90%。而对于年长女性，放疗对卵巢的影响更为严重，导致永久性闭经的风险显著提高。

放疗不仅会损伤卵泡，还会增加卵巢内的氧化应激水平，加速卵巢细胞的凋亡。因此，对于年轻的癌症患者，放疗前应考虑采取卵巢保护措施，如卵巢移位术，以尽量减少放疗对卵巢功能的影响。

◆ 化疗：卵巢功能的“杀手”

化疗作为抗癌治疗的重要手段，虽然能够有效杀死肿瘤细胞，但它对卵巢的损伤也十分明显。化疗药物尤其是烷化剂类药物，对卵巢细胞具有很强的毒性作用。数据显示，约 2/3 的成年女性患者在化疗后会出现卵巢功能早衰，其中有 40%–60%的患者在化疗后发生永久性闭经。

化疗对卵巢功能的损伤程度还取决于患者的年龄和化疗药物的剂量。研究表明，30 岁以下的女性在化疗后恢复卵巢功能的概率较高，而 35 岁以上的患者化疗后出现卵巢功能衰退的风险更大。尤其是长期使用高剂量化疗药物的患者，其卵巢功能恢复的可能性极低。

不同化疗药物的风险级别

风险级别	化疗药物类别及实例	影响机制与说明
高危	烷化剂（如环磷酰胺、异环磷酰胺、氮芥）	破坏DNA双链，导致卵泡凋亡；显著降低卵巢储备，易导致早发性卵巢功能不全（POI）
	铂类药（如顺铂、卡铂、奥沙利铂）	抑制DNA复制和转录，导致卵泡凋亡和卵巢微血管损伤；对卵巢储备的影响较为显著
中高危	蒽环类药物（如阿霉素、表阿霉素）	通过自由基生成和DNA拓扑异构酶抑制作用导致卵泡凋亡，对卵巢储备影响显著，但低于烷化剂和铂类药物
中危	紫杉类药物（如紫杉醇、多西他赛）	通过微管抑制作用影响卵泡成熟，长期使用可能导致卵巢储备下降，尤其是联合化疗时更明显
	抗代谢药物（如甲氨蝶呤、氟尿嘧啶）	抑制DNA和RNA合成，对卵巢影响较轻，但长期高剂量使用可能减少卵巢储备
	抗肿瘤抗生素（如博来霉素、丝裂霉素）	阻断DNA合成或形成DNA间交联，对卵巢功能的影响中等，具体程度与剂量和治疗持续时间相关
低中危	表柔比星（如柔红霉素）	低剂量对卵巢储备的影响较轻，但联合其他药物时风险增加，尤其是在年轻患者中
低危	抗微管药物（如长春碱、长春新碱）	通过干扰微管功能抑制细胞分裂，对卵巢功能的影响较轻，但联合化疗时可能增加累积损伤

◆ 总结：治疗方式对卵巢健康的潜在影响

无论是手术、放疗还是化疗，这些常见的治疗方式都可能对卵巢功能产生不同程度的影响。手术中卵巢组织的损失、放疗和化疗中的细胞杀伤作用，都会加速卵巢的衰老进程。因此，对于处于生育年龄的女性，在接受这些治疗时应慎重评估并采取卵巢保护措施，当采用化疗或者放疗可能导致卵巢功能有较大破坏时，需优先采取卵巢保护措施（如GnRH类似物、卵巢组织冷冻），尽量保留生育力。

10

内分泌暗流，卵巢功能的隐形杀手

◆ 你有没有发现，身体总是和你“较劲”？

一会儿月经不规律，一会儿情绪大起大落；胖起来容易，瘦下去却难；甚至睡不好觉，皮肤也变差。其实，这背后可能是你的内分泌在“搞事情”，而卵巢作为“受害者”，也无处可逃。

内分泌系统是什么？它是人体的重要调控系统，负责维持各种生理功能的正常运转。它由分泌激素的内分泌腺组成，包括性腺、胰腺、甲状腺、肾上腺等器官。在正常情况下，体内激素处于平衡状态。但当这种平衡被打破时（某种激素过多或过少），便会引发内分泌失调，出现各种异常的临床表现。激素作为人体内一个庞大的族群，就像是到处传话的信使，告诉我们的细胞与器官“该做什么”以及“不该做什么”。一旦激素的水平出现异常，就会出现各种表现，俗称“内分泌失调”。今天，我们就聊聊那些卵巢健康的“隐形杀手”。

◆ 甲状腺：卵巢的“默契搭档”

1. 甲状腺激素，卵巢的“幕后合伙人”

甲状腺分泌的激素（T3、T4）不仅决定人体的新陈代谢，还悄悄参与卵泡发育和排卵。如果甲状腺激素不足或过多，就像把车开得太慢或太快，会让卵巢“掉链子”。

（1）甲亢（甲状腺功能亢进）

过多的甲状腺激素会扰乱性激素的平衡，导致月经紊乱、排卵障碍，甚至让卵泡“罢工”，停止发育。甲亢患者，本身新陈代谢旺盛，就像汽车一直开着“高速挡”前进，却一直不踩刹车，整个身体包括卵巢在内就只能累到罢工。

（2）甲减（甲状腺功能减退）

甲减患者体内甲状腺素分泌不足，会降低新陈代谢，让整个身体总是处于慢半拍的节奏，也会让月经周期变得时长时短，月经量变得时多时少。你的身体就像电量不足的手机，勉强维持运行，卵巢也只好以“节能模式”过日子，最终导致排卵功能障碍及激素水平不稳定。

2. 自身免疫性甲状腺疾病：卵巢的“伏击者”

研究显示，约27%的卵巢早衰患者合并自身免疫性甲状腺疾病。这种“敌人”通过制造抗体直接攻击卵巢，导致卵巢血流及微环境发生改变，最终引起卵泡发育受阻、排卵障碍及性激素合成功能降低，让卵巢早早进入“退休”状态。

◆ 代谢性疾病：卵巢健康的“暗流涌动”

1. 糖尿病：卵巢的“甜蜜负担”

高血糖就像“糖衣炮弹”，表面甜蜜却会破坏卵巢的细胞网络，最终导致功能失灵。糖尿病不仅让血糖“失控”，还让卵巢受到牵连：血糖过高会引发卵泡凋亡，甚至加速卵巢储备的消耗。研究发现，糖尿病患者的绝经年龄比正常女性早6年。因代谢引起的高血糖，胰腺也要超负荷运作，产生过量的胰岛素，从而干扰卵巢细胞对激素的反应，导致排卵停止。

2. 代谢综合征：卵巢的“多面敌人”

代谢综合征的“标配”——肥胖、高血脂、胰岛素抵抗，会悄悄阻断卵巢的正常运行。

肥胖与高脂饮食通常影响下丘脑–垂体–卵巢轴的功能，导致排卵障碍和激素合成受损，最终导致卵巢功能下降及生育能力的下降。

在动物实验中，高脂饮食显著扰乱了小鼠的肠道微生物群结构，导致益生菌减少，致病菌相对丰度增加，同时卵母细胞成熟过程受损，引起雌激素水平显著下降，卵泡数目减少和卵泡闭锁增加。其具体分子机制为：高脂饮食通过诱导肠道微生物群失调，进而引发关键代谢产物L–亚精胺的累积，最终导致卵巢功能障碍。

代谢综合征与多囊卵巢综合征发病密切相关，可导致排卵障碍。有趣的是已证明所有纠正肥胖和代谢综合征患者胰岛素稳态的治疗方法（包括服用药物二甲双胍、减重、减肥手术等），均能对促进排卵和减轻高雄激素血症产生有效作用。

◆ 营养失衡：卵巢的“温柔陷阱”

1. 营养过剩

吃得太多，高脂高糖饮食会让你的身体加速进入“绝经倒计时”。研究表明，高脂肪饮食可能使绝经年龄提前，而豆类、坚果等富含植物雌激素的食物可以保护卵巢功能。

2. 营养不足

营养不良也会影响卵巢功能。例如，长期节食可能导致月经推迟，甚至闭经。缺乏抗氧化营养素（如维生素C、E）会让卵巢细胞更容易受损。

总之，吃得太多和吃得太少，都是“卵巢的陷阱”，保持营养均衡适量，才是卵巢最好的“保养品”。

◆ 肾上腺：卵巢功能的“晴雨表”

过度的心理和生理压力会导致肾上腺大量分泌皮质醇，持续高水平的皮质醇会干扰卵巢排卵功能，影响激素的平衡，从而导致月经不规律和生育力下降。因此，保持良好心态、合理应对压力，避免肾上腺过度激活，如此才能使卵巢功能处于良好状态。

◆ 科学应对：如何保护你的卵巢？

1. 管住嘴，迈开腿

保持健康体重，避免高糖、高脂饮食，多摄入富含抗氧化剂的食物，如蔬菜、坚果和水果。

2. 调节情绪，释放压力

长期的精神高压可引起内分泌紊乱，导致卵巢功能下降。建议通过运动、冥想或练瑜伽等方式放松身心。

3. 定期体检，关注甲状腺和代谢健康

每年检查甲状腺功能和血糖水平，及早发现潜在问题，防患于未然。

◆ 总结：卵巢与内分泌，关系复杂但可调节

卵巢的健康离不开内分泌系统的精密合作，而甲状腺功能、代谢状态和饮食习惯就是这盘“大棋局”中的重要角色。尽早识别和管理这些“隐形杀手”，可以为卵巢争取更多的“黄金岁月”。

总之，想要卵巢“退休”得晚一些，需要照顾好内分泌系统，及时发现内分泌失调，让内分泌系统“好好干活”，维持动态平衡，卵巢才能开心愉快地工作。

第四篇

评花之法

聊聊评价卵巢衰老的“黑科技”

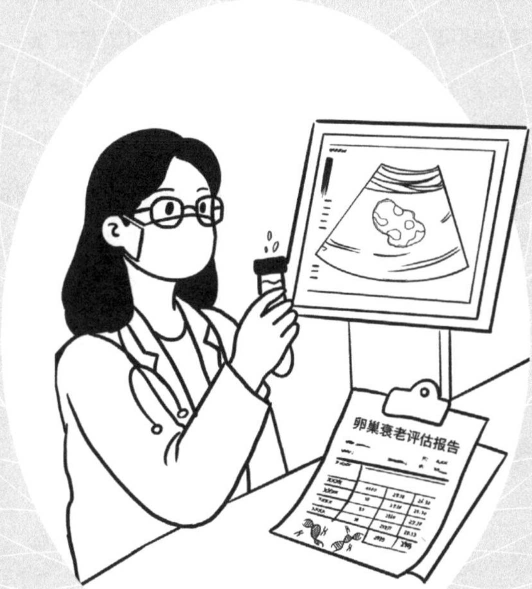

花谢未必显眼，
检查却能先知。

——科学检测，
助你看清卵巢衰老的轨迹与节奏。

卵巢这朵“生命之花”一生虽经历各种风雨，却仍会伴随时间的脚步茁壮成长，美丽绽放，直至衰败凋零的最后一刻。在这美丽的一生中，通过哪些医学手段知晓卵巢当下的花期，识别当前卵巢的花龄？未来会绽放多久，何时会衰败到达生命的终点呢？在这一篇中，让卵巢的护花使者——妇科医生来告诉您评估卵巢衰老的各项指标，并讲解如何通过这些指标更早地预知卵巢衰老，让女性朋友们更加从容面对，提前预防！

1

医生口中的“性激素六项”究竟是查啥呢？

当有生育需求或出现月经紊乱等卵巢衰老的端倪时，姐妹们可以去寻求护花使者——妇科医生的帮助。此时，医生常常建议您抽血检查性激素六项，以便更加精准地评估卵巢衰老情况。这六项指标是反映卵巢功能及卵巢储备的定量检测指标，目前已广泛应用于临床。性激素六项包括卵泡刺激素（FSH），黄体生成素（LH）、泌乳素（PRL）、雌二醇（E_2）、孕酮（P）和睾酮（T）。其中前三项由垂体分泌，可以参与调控卵泡的发育及激素的分泌，后三项激素则由卵巢分泌。其中FSH、LH、E_2、P在月经周期中的卵泡期、排卵期及黄体期的不同时期会有规律性变化。同时，随着卵巢衰老的发生，卵巢的组织结构发生相应变化，这六项激素分泌也随之出现明显波动。

◆ 卵泡刺激素：卵泡发育的幕后功臣

卵泡刺激素（FSH）是由大脑垂体分泌，可通过女性下丘脑-垂体-卵巢轴来调控生长、发育、青春期性成熟及生殖相关的一系列生理过程。作为女性卵泡“种子”发育必需的激素，可以促进卵泡发育和成熟，在维持女性的生育能力中起着重要作用，是卵泡发育的幕后功臣。

FSH水平会在月经周期中波动起伏，在卵泡早期（月经周期第2-5

天）时血FSH维持在较低水平，此时的FSH水平称为基础FSH。随后，在排卵前期急速上升直达高峰，排卵后又逐渐降低至基础水平。FSH可以促进卵巢分泌雌、孕激素，而它自身的分泌则受它的上游调控者——下丘脑（正向反馈）及下游反馈者——卵巢（正负向反馈）协调控制。因此，当卵巢功能下降时，卵巢分泌的雌、孕激素减少，负向反馈刺激垂体，使其分泌更多的FSH以增加雌、孕激素的分泌。由此得知，FSH水平的总体变化趋势是随着年龄的增加逐渐升高，是临床上广泛应用的反映卵巢功能的指标之一。通常认为基础FSH水平<10U/L，提示卵巢功能正常；如果基础FSH水平≥10U/L，提示卵巢储备功能减退；如果女性 40 岁前出现持续 4 个月闭经或月经稀发，间隔超过 4 周两次检测FSH均超过 25U/L，伴或不伴低雌激素症状，就可以诊断为早发性卵巢功能不全（POI）。当基础FSH>40U/L，称之为卵巢早衰（POF）。

◆ FSH/LH比值：反映卵巢功能的好拍档

黄体生成素（LH）是由大脑垂体分泌的另一种激素，同FSH一样也参与下丘脑–垂体–卵巢轴对女性卵巢激素合成及生殖相关过程的调控。LH可在卵泡期刺激卵巢合成雄激素，从而帮助合成雌激素；排卵前促使卵母细胞最终成熟并排卵；在黄体期维持黄体功能等。LH与FSH可以协同作用，共同促进卵泡成熟，分泌雌、孕激素和排卵，以及黄体的生成和维持，是FSH的好搭档。

生理状态下，垂体分泌的FSH和LH水平随着卵巢储备能力的降低均升高，而在卵巢储备功能下降的初期，FSH比LH上升更显著，导致FSH/LH比值的升高，故认为基础FSH/LH比值可用于预测卵巢储备功能的改变，FSH/LH比值升高可预示卵巢储备降低、卵巢低反应，可能较单一基础激素水平值更为敏感，且比值≥2 提示卵巢储备功能及反应性下降。

◆ 泌乳素：扰乱指挥的黑手

泌乳素（PRL）也是由垂体分泌的激素之一，主要功能是促进乳腺发育和乳汁分泌。PRL水平升高会反馈作用于促性腺激素释放激素，从而影响下丘脑–垂体–卵巢轴进而影响卵巢激素分泌，导致月经紊乱及排卵异常。当至少连续两次检测PRL ≥ 25ng/ml或高于实验室设的正常值可被诊断为高催乳素血症。

◆ 雌二醇：卵泡生长的源泉

雌二醇（E_2）是卵巢分泌的主要雌激素之一，对维持女性第二性征和生殖功能至关重要。E_2 可以直接刺激卵泡发育；同时血清E_2 浓度的变化可以通过正负反馈调节下丘脑和垂体功能，控制促性腺激素的释放，从而间接影响卵巢功能。

E_2 水平在正常月经周期内也不断发生变化。在卵泡早期，E_2 分泌量很少，为基础水平，在排卵前及黄体成熟时可达两次高峰。在女性的一生中，E_2 水平随着年龄增长而经历着起伏。青春期之前，E_2 水平较低，自青春期开始至性成熟期E_2 水平逐渐增高；在绝经过渡期E_2 水平波动不定，可有升高或下降：在卵巢衰老的早期阶段，E_2 水平升高，可能与下丘脑和垂体对雌二醇的负反馈敏感性降低及较高的FSH水平刺激卵泡分泌更多的雌激素有关；绝经后妇女卵巢功能衰退甚至衰竭，E_2 呈持续低水平。因此，从上述E_2 的变化轨迹也可以帮助我们判断卵巢功能。通常在月经周期第 2–5 天E_2 低于 50pg/ml，若此期E_2 浓度增高并超过 80pg/ml可能提示卵巢功能减退，但由于卵泡早期E_2 的测定存在一定变异，可靠性差，其单独评估卵巢储备功能的能力有限，常结合FSH水平一起来分析。

◆ 孕酮：排卵鉴定师

孕酮（P）也是由卵巢主要分泌的另一种激素，通常是在雌激素作用的基础上发挥效应，既可以协同雌激素为妊娠做准备，也会拮抗雌激素导致的子宫内膜增生，将其转化为分泌期。P可以帮助判断女性的排卵情况及黄体的功能，黄体中期（月经周期 28 日的妇女为月经第 21 日）P>5ng/ml（15.9nmol/L）提示有排卵。

卵泡期卵泡不分泌孕酮（育龄期正常女性卵泡期的孕酮水平通常<1ng/ml），排卵前开始分泌少量孕酮，排卵后黄体分泌孕酮逐渐增加，在黄体中期达到顶峰。随着卵巢衰老进展，排卵无序、稀发直至无卵泡发育，孕酮的水平也随之波动，绝经后，孕酮主要由肾上腺皮质和卵巢共同分泌，约为育龄期女性正常卵泡期浓度的 30%。

◆ 睾酮：雄激素中的王者

女性的雄激素主要由卵巢和肾上腺分泌，包括睾酮（T）、雄烯二酮、脱氢表雄酮及其硫酸盐，其中睾酮活性最强。随着卵巢衰老，雄激素水平也有所下降，但远不如雌激素下降明显。我们常规检测的雄激素指标为睾酮。睾酮的分泌约 50%来自雄烯二酮的腺外转化，50%来自卵巢（卵巢间质细胞和门细胞）和肾上腺的分泌（各占 50%）。与卵泡不同，绝经后女性的卵巢间质细胞和卵巢门细胞会增加，并且仍有分泌睾酮的功能，因此其分泌的睾酮量增加。并且，随着卵巢衰老过程中垂体促性腺激素的增加，睾酮的分泌量增加更加明显。因此，少数女性绝经后可出现多毛症。

◆ 特别提醒

需要注意的是，对于月经规律的女性，性激素检查需要在月经周期第 2–5 天抽血检测，这样才能最佳地反映性激素的基础水平，更好地评估卵巢功能。若月经超时了迟迟不来，也不用继续等待，可以随时去做性激素六项检测。当检测结果出现了FSH及FSH/LH的升高、E_2 的下降，均提示卵巢功能减退趋势，需要及时就医评估处理。

此外，因PRL水平随月经周期波动较小，但具有与睡眠相关的节律性。因此PRL最佳的检查时间是早上 9 ： 00–11 ： 00 时，需在空腹或饭后至少 2 小时、安静的状态下检测，并避开排卵期、剧烈运动、情绪波动的影响。PRL反映垂体的功能，如出现异常，提示可能有下丘脑或垂体疾病、其他内分泌系统疾病等，需及时就医进一步评估和处理。

2

卵巢功能啥情况，这些检验来助阵！

上述的性激素六项易受月经周期、情绪波动等各种因素影响，有时并不能完全准确地反映卵巢功能。此时，其他卵巢储备功能检查可以协助进一步准确评估卵巢衰老状态，常见的检查包括抗米勒管激素（anti-Müllerian hormone, AMH）和抑制素B（inhibin B）。

◆ 抗米勒管激素：卵巢功能的风向标

抗米勒管激素（AMH）也被称为米勒管抑制物质（Müllerian inhibiting substance, MIS），由卵巢颗粒细胞分泌，是卵泡生长发育的调节因子，是目前反映卵巢储备及功能的最佳内分泌学指标。女性胎儿 36 周开始出现AMH表达，刚出生时脐带血中几乎检测不到AMH，在婴儿期（主要在前 3 个月），AMH浓度可检出并逐渐升高。青春期前亦出现AMH水平升高，青春期至 25 岁期间，AMH水平相对稳定。从 25－30 岁开始，血清AMH水平随着年龄增长逐渐下降，在绝经前 5 年降至低于检测下限。从AMH的变化轨迹可以看出，该指标同卵巢衰老的变化趋势基本一致。武汉同济医院王世宣教授卵巢衰老研究团队历时 10 余年开展多中心临床研究，制定了中国女性各年龄组的AMH值参考范围，根据AMH的数值可以大致判断卵巢的“年龄”，了解卵巢这朵鲜花的花期。

AMH水平与卵巢储备的其他评估指标，如窦卵泡计数（AFC）和卵泡早期FSH高度相关。与FSH相比，AMH与年龄有更强的相关性；此外，在FSH

升高前，AMH就已经出现下降。因此，血清AMH基本反映了卵巢始基卵泡池，在评估卵巢储备和预测绝经期方面更加优于AFC和FSH。此外，AMH水平在月经周期内相对稳定，周期间变化小，不必同时进行E_2或LH检测，且不依赖下丘脑–垂体–卵巢轴的调控，是比FSH更敏感的卵巢储备指标。同时，AMH是卵母细胞数量的良好预测因子，但无法直接反映卵子质量。目前临床上，当AMH<1.1ng/ml时，提示卵巢储备功能的减退，同时AMH也常用于多囊卵巢综合征（polycystic ovary syndrome, PCOS）的辅助诊断。

◆ 抑制素B：辅助评估的好帮手

抑制素B（inhibin B）是由卵巢颗粒细胞和卵泡膜细胞分泌，可特异性作用于腺垂体，负反馈抑制FSH的分泌，同时抑制素B的分泌也受FSH的调节，FSH可促进颗粒细胞分泌抑制素。因抑制素B的下降早于FSH的升高，理论上能更早期地反映卵巢储备功能，然而前期研究发现其浓度虽随年龄增加和卵巢衰老而降低，却在很大程度上被认为是卵巢活性的标志，而不是卵巢储备。其测定未能准确地预测卵巢功能衰竭的发生，并且与其他指标（如AMH）相比，抑制素B水平对绝经的预测能力较低，且易受GnRH、FSH、肥胖、避孕药的影响，波动也较大，目前不作为检测卵巢储备功能的常规项目，仅作为卵巢功能的辅助参考。

◆ 特别提醒

需要注意的是，抑制素B在月经周期期间波动较大，因此如同性激素六项，推荐在月经第 2–5 天抽血检测。血清AMH水平受月经周期的影响较小，相对稳定，且不受内源性或外源性激素的干扰，因此可以在月经任意时间检测。若AMH及抑制素B水平下降，均可能提示卵巢功能减退，需要及时就医进行专业评估及处理。

3

这些超声指标出问题，要警惕卵巢衰老啦！

除了前述的血液检查指标外，超声检查也是评估卵巢储备功能的重要手段。超声检查能在短短几分钟内提供卵巢储备功能的直观信息。这包括了窦卵泡计数（antral follicle count, AFC）、卵巢体积（ovarian volume, OV）和卵巢间质血流。特别提醒，月经来潮的头几天是检查的最佳时机哦！当这些指标出现了问题，需要警惕是不是卵巢衰老了！

◆ 窦卵泡计数：卵巢储备的晴雨表

窦卵泡计数（antral follicle count, AFC）通常在月经周期第2-5天，以第3天最为普遍，通过阴道超声检查，计算卵巢中那些小而重要的窦状卵泡总数。这些卵泡是成熟卵泡的前身，直径在2-10mm。研究发现，那些直径2-6mm的小窦状卵泡，更能准确反映卵巢的储备能力。AFC的正常范围是在3-12个（单侧卵巢），如果少于3个，要警惕是否有卵巢功能衰退的风险，建议结合激素检查；大于12个为数量过多，卵巢呈多囊样改变，需要结合临床体征及激素检查排除多囊卵巢综合征。

随着年龄的增长，AFC会逐渐减少，可作为预测卵巢反应性的指标之一。但要注意，AFC并不是万能的，它可能会受到检测技术、设备和个体差异的影响。

◆ 卵巢体积：卵巢大小的测量

卵巢体积随着女性的成长而变化，在性成熟期达到最大。临床建议在月经周期的早期测量卵巢体积，以避免其他因素的干扰。卵巢体积的测量方法有多种，包括直接测量最大径线或使用椭圆公式计算。正常育龄期女性卵巢的长径多在2-3cm，大于4cm多合并有卵巢囊肿或其他的肿物，而长径在2cm以下时要警惕卵巢功能减退，此时同时进行窦卵泡计数可以早期发现卵巢功能减退。

阴道超声测量卵巢三个平面直径后根据公式（卵巢体积=D1×D2×D3×0.52，D1、D2、D3分别代表三个平面的直径）可以得出OV。卵巢体积在评价卵巢储备功能上的可靠性有限，其与卵泡数量及获卵数相关，而与妊娠结局无关。测量卵巢体积需要排除卵巢病理性囊肿的干扰。Bentzen等研究发现，对于20-34.9岁女性，平均OV为5.4ml，而35-41.9岁女性平均OV为5.0ml。大量研究证明，卵巢体积<3ml可能预示卵巢低反应及不良妊娠结局。三维超声技术的发展，让我们能更准确地测量卵巢体积，但对超声医生的操作经验和设备分辨率要求较高。

◆ 卵巢间质血流：卵泡成长的滋养液

卵泡的成长不仅受到激素的调控，还需要充足的血液供应。卵巢间质血流的充足与否，直接影响着卵泡的发育。卵巢间质血流的测量包括频谱多普勒血流参数和三维能量多普勒血流参数。频谱多普勒血流参数主要包括卵巢间质内动脉的收缩期峰值流速（peak systolic velocity, PSV）、阻力指数（resistance index, RI）、搏动指数（pulsatility index, PI）、收缩期/舒张期流速比值（S/D），这些参数能反映卵巢动脉的血流情况，但它们在预测卵巢储备功能方面存在局限性。三维能量多普勒血流参数主要包括卵巢血管化指数（vascularization index, VI）、血流指数（flow index, FI）、血管化血流指数（vascularization-flow index, VFI）。三维技术能更全面地评估卵巢的血流灌注情况，尽管在实际应用中还有一定的挑战。目前，上述指标多用于科研，临床较少使用，因此在这里不赘述参考值范围。

◆ 特别提醒

超声检查在评估卵巢储备功能方面扮演着重要角色，但它并不是孤立的。结合AFC、OV和卵巢间质血流等多个指标，我们能更全面地了解卵巢的健康状况和储备功能。

4

40+ 的姐妹们，来测测看是不是到严重的更年期了？

◆ 绝经综合征：中年女性的心头痛

女性绝经前后（45－55 岁）因卵巢功能衰退引起性激素波动或减少，导致一系列以自主神经系统功能紊乱为主，伴有神经心理症状的一组症候群，称为绝经综合征（perimenopausal syndrome），又称为更年期综合征。常表现为月经紊乱、潮热多汗、睡眠障碍、情绪低落、焦虑易怒、头晕头痛、胸闷心悸、疲劳乏力、记忆力减退、注意力不集中、反复尿路感染、漏尿、外阴瘙痒、阴道干涩、性交痛、骨关节肌肉疼痛、骨质疏松症等。

约 80%的女性经历过至少 1 种绝经相关症状，受传统观念、文化程度等多种因素的影响，大众并未充分认识到绝经所带来的各种危害。事实上，长期缺乏雌激素可增加各种疾病的患病风险，严重影响女性的健康。这些有临床症状的围绝经期女性，可以通过Kupperman更年期指数（Kupperman menopause index, KMI）评分表对其症状严重程度进行评估，及时地进行干预或处理，总分越高，表明围绝经期症状越重。KMI评分可以帮助医生和患者更好地了解症状的严重性，并指导进一步的治疗和管理等。当出现这些症状时，说明卵巢功能已临近耗竭，处于卵巢衰老的晚期。

Kupperman Menopause Index（KMI）评分表

症状	程度评分				权重	总分
	0	1	2	3		
潮热出汗	无	< 3 次/天	3-9 次/天	≥10 次/天	4	
感觉异常	无	与天气有关	平常有冷热痛麻木感	冷热痛感丧失	2	
失眠	无	偶尔	经常，安眠药有效	影响工作生活	2	
情绪波动	无	偶尔	经常，无自知觉	自知、不能自控	2	
抑郁、疑心	无	偶尔	经常，能自控	失去生活信心	1	
眩晕	无	偶尔	经常，不影响生活	影响生活	1	
疲乏	无	偶尔	上四楼困难	日常生活受限	1	
骨关节痛	无	偶尔	经常，不影响功能	功能障碍	1	
头痛	无	偶尔	经常，能忍受	需服药	1	
心慌	无	偶尔	经常，不影响	需治疗	1	
皮肤蚁走感	无	偶尔	经常，能忍受	需治疗	1	
性生活	正常	性欲下降	性生活困难	性欲丧失	2	
泌尿系感染	无	偶尔	>3 次/年，能自愈	>3 次/年，需服药	2	
总分						

注：根据Kupperman更年期指数的评分标准，总分 < 6 分通常被认为是正常的绝经过渡期；总分在 6-15 分被认为是轻度更年期症状；总分在 16-30 分被认为是中度更年期症状；总分>30 分则被认为是重度更年期症状。

5

卵巢衰老三部曲，您家现在唱哪曲？

卵巢衰老是卵巢功能由兴到衰的循序渐进的过程，由上述卵巢功能及储备的检测指标，可大致评估卵巢衰老的不同阶段：通常认为基础FSH水平<10 IU/L，FSH/LH<2，AMH≥1.1ng/ml，AFC≥6个提示卵巢功能正常。

◆ 第一曲：卵巢功能减退——卵巢衰老的前奏

随着卵巢功能的下降，卵巢内窦卵泡数量会减少，分泌的AMH、抑制素B水平降低，基础雌激素水平降低，负反馈性引起基础FSH升高以促进卵泡发育，分泌更多的雌激素以维持平衡，此时LH也会负反馈地升高但不如FSH明显，当基础FSH水平≥10IU/L，FSH/LH≥2，AMH<1.1ng/ml，AFC<6个，无论年龄情况，均预示卵巢储备功能减退，也预示着在IVF过程中卵巢反应不良。

◆ 第二曲：早发性卵巢功能不全——卵巢衰老正当时

卵巢功能进一步下降，若女性40岁前出现持续4个月闭经或月经稀发，间隔超过4周两次检测FSH均超过25U/L，伴或不伴低雌激素症状，则可诊断为早发性卵巢功能不全。

◆ 第三曲：卵巢早衰/绝经——卵巢衰老的终末曲

若女性40岁前出现持续4个月闭经或月经稀发，间隔超过4周两次检测基础FSH>40U/L，为高促性腺激素闭经，临床常常表现为经量减少，经期缩短，月经周期增长甚至闭经，第二性征退缩，出现颜面潮热、心烦、易怒等更年期症状，即卵巢早衰（POF），为POI的终末阶段。若女性超过40岁出现上述症状，并持续停经超过一年，则可称为绝经。

6

STRAW+10 分期：国际上通用的生殖衰老评估表

生殖衰老分期专题研讨会（the stage of reproductive aging workshop, STRAW）制定的STRAW+10 分期系统，是目前国际上通用的女性生殖衰老的评分系统。该系统主要依据月经周期变化，并结合生殖内分泌和超声指标将女性生殖衰老过程分为生育期、绝经过渡期和绝经后期 3 个阶段，共包括以末次月经（基于末次月经界定，定义为 0 期）为中心的 7 个时期、10 个亚阶段。生育期分为−5 期（生育早期）、−4 期（生育高峰期）和−3 期（生育晚期）；绝经过渡期分为−2 期（绝经过渡早期）和−1 期（绝经过渡晚期）；绝经后期分为+1 期（绝经后早期）和+2 期（绝经后晚期）。其中，−3 期以月经周期规律而FSH水平升高为标志，根据月经周期情况和激素水平可细分为−3a和−3b亚阶段；−2 期以月经周期时长变异>7 天和FSH水平升高为标志；−1 期则以月经推迟或停经≥60 天和FSH的持续升高为标志；+1 期根据FSH和E_2的变化，可细分为+1a、+1b和+1c亚阶段。

该分期系统适用于绝大多数女性，不论其年龄、种族、BMI及生活方式如何。但对部分女性仍不适用，除了诊断POI/POF的女性外，还包括子宫切除或子宫内膜剥脱术后、多囊卵巢综合征、下丘脑性闭经、慢性疾病患者和接受化疗的女性。

7

简单几步，手把手教您自测卵巢功能

由于卵巢功能受遗传、环境、免疫、感染等多方面因素的影响，采用前述单个指标评估卵巢衰老状态的准确性有限。纳入多种卵巢功能评价指标及影响因素的数学模型，整合所有相关信息，可以个体化准确评估卵巢衰老状态，估算出卵巢年龄（ovarian age）——即综合多项指标后估算出的卵巢“生物学”年龄，比实际年龄更能反映卵巢功能的真实状态。武汉同济医院妇科王世宣教授团队经过十余年的研究，找到了卵巢衰老的规律，并构建了卵巢年龄的数学模型，目前女性朋友们可以通过“东方花不败”小程序就可以在线评估当下的卵巢年龄，具体可在微信搜索“东方花不败”小程序。

具体步骤：微信搜索框中输入“东方花不败”→进入“东方花不败”小程序→关注服务号→点击左下方健康管理→选择卵巢功能年龄选项→使用手机号码登录→出现卵巢功能年龄评估界面→选择具体需要评估的项目。根据实际年龄、月经情况及日常生活习惯等可行卵巢功能年龄的快速评估；若已于正规医院完成AMH、抑制素B、性激素六项的检查，可选择卵巢功能年龄的精准测定进行更加准确的评估；此外，您还可以通过卵巢功能年龄影响因素分析的选项，帮助您评估体育锻炼、饮酒、作息时间等对您卵巢功能的影响，以便帮您调整日常作息和生活习惯，达到延缓卵巢衰老的目的。

第五篇

惜花之道

趁青春，请善待

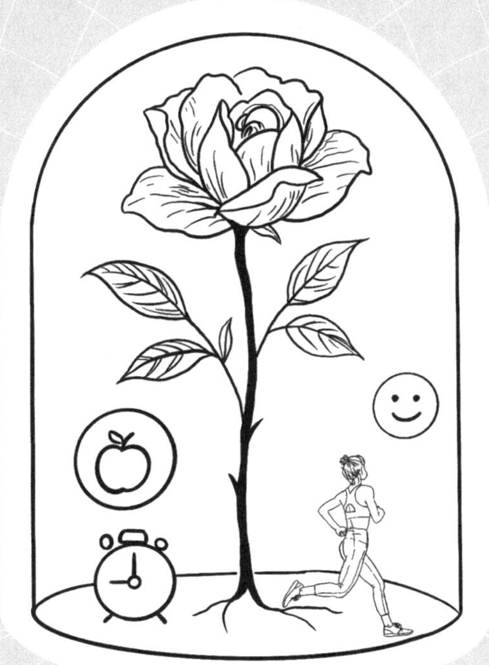

懂得惜花的人，
从不等花枯。

——饮食、作息、情绪……
生活中的点滴决定花开的持久。

花朵养护非一朝一夕的事情，而是一场持久战。女性的卵巢健康如同花朵需要悉心呵护，如何让“生命之花”持久绽放、绚丽鲜艳，是女性的必修课。卵巢衰老过程包括功能成熟、衰退和衰竭三个阶段，在不同阶段进行干预，效果将显著不同。针对卵巢衰老病因、过程和结局进行“治未衰”“治欲衰”和“治已衰”，将从病因上预防卵巢衰老，在过程中延缓卵巢功能衰退，在衰竭结局上预防一系列健康问题，最终实现卵巢衰老三级预防的分层化管理和个体化诊疗，为女性健康提供全方位的保障。

在卵巢未衰之时，良好的生活习惯，包括摄入足够的营养、规律作息、适度运动和情绪管理等对卵巢功能保护起着至关重要的作用。简单来说，就是要“吃好”“喝好”“睡好”“运动好”“心情好”，做“五好”青年，是花朵美丽持久绽放的必要条件。本篇将围绕卵巢功能的日常维护和保养方式进行介绍，希望能为读者提供科学合理的建议和帮助。

1

吃好有讲究：让卵巢更年轻的餐盘密码

亲爱的女性朋友们，你是否曾经好奇：为什么有些人更年期来得特别早，有些人却迟迟不来？为什么有些人40多岁还能轻松怀孕，有些人却在30多岁就面临生育困境？这些差异竟然与我们的日常饮食习惯密切相关！每天的餐盘里可能藏着让卵巢更年轻的秘密——通过合理调理饮食，女性不仅可以延缓卵巢衰老，还能改善生育能力，续写人生更加精彩的篇章。

◆ 神奇的“少食”效应

什么是“少食”效应？

还记得长辈常说的“每餐七分饱，健康活到老”吗？现代科学称之为“热量限制”。科学研究发现，减少30%–40%的热量摄入不仅可以延长实验动物寿命30%–40%，还能推迟疾病的发生，显著改善多种健康指标。在人类研究中也发现，减少15%的热量摄入可以改善多项与衰老相关的指标。

更值得关注的是，科学家们发现“少食”对卵巢有特殊的保护作用。适度的热量限制可以维持卵泡储备、减少卵泡退化的比例、改善卵母细胞质量，有效延长女性的生育窗口期。这一发现为希望延缓卵巢衰老的女性带来了新的希望。

◆ 如何实践“少食”？

“少食”不是节食或挨饿，正确的“少食”方式需要注意三个关键点。首先是控制饭量，每餐要做到七分饱，细嚼慢咽，定时定量。在保证营养均衡的前提下，将热量摄入减少15%−30%。其次是确保营养均衡，即便减少热量，也要保证必需氨基酸、维生素和矿物质的充足摄入。最后是可以选择合适的进餐方式，可以采用每天固定减少一定比例的进食量，也可以尝试间歇性断食，如现在流行的“16+8”或者“5+2”轻断食法，关键是要选择适合自己的方式并持续坚持。

但要特别注意：过度节食反而会适得其反！研究显示，严重的热量限制会引发一系列健康问题，包括月经不调或闭经、不孕、骨质疏松、贫血及心律不齐等健康问题，甚至导致营养不良。特别是备孕期、孕期和哺乳期女性，以及BMI偏低者和有特殊疾病的人群，更要谨慎对待饮食限制，建议在医生指导下进行科学的膳食调整。

◆ 营养均衡是王道

单纯的“少食”是不够的，更重要的是营养均衡。合理的膳食结构是人类延长寿命、提高生活质量的有效方式。越来越多研究表明，饮食和生活方式在人体各种生理过程中发挥重要作用，尤其是对女性生殖系统具有关键影响。让我们一起来看看各类营养素对卵巢健康的影响。

（1）碳水化合物

碳水化合物是人体主要能量来源，对卵巢功能有重要影响。科学研究表明，最佳碳水化合物摄入量应该占总热量的50%−65%，主要来源于全谷物、薯类等食物，同时要确保每天摄入25−30g膳食纤维。需要注意的是，过低的碳水摄入会影响激素分泌，导致月经紊乱；而过高的碳水摄入则可能引起胰岛素抵抗，影响卵巢功能。适量的膳食纤维摄入则可能有助于维持激素平衡，但也不宜过量。

（2）蛋白质

蛋白质作为人体重要的营养物质，对维持卵巢功能具有不可替代的作用。科学研究发现，蛋白质的摄入量与女性的生育期长短密切相关。蛋白质的摄入量宜占总热量的20%–25%。优质蛋白质不仅能提供人体所需的必需氨基酸，还能帮助维持激素水平的稳定。动物实验证实，长期低蛋白饮食会降低性成熟后的卵泡数量和卵巢储备，甚至可能影响后代的生殖功能。因此，在日常饮食中，我们要注重优质蛋白的摄入，如瘦肉、鱼、蛋类和豆制品等，但也要避免过度摄入，以免增加肾脏负担。

（3）维生素的重要作用

维生素在卵巢健康中扮演着关键角色，尤其是维生素D、维生素A和抗氧化维生素。研究发现，维生素D不足的女性往往卵巢储备功能较差，适量补充维生素D可以帮助维持卵巢功能。除了晒太阳外，我们还可以通过食用富含维生素D的食物如牛奶、蛋黄等来补充。维生素A对于维持卵母细胞的质量和胚胎发育至关重要，适量摄入胡萝卜、南瓜等富含胡萝卜素的食物，可以帮助机体转化成维生素A。另外，维生素C和维生素E等抗氧化维生素能够帮助抵抗自由基对卵巢的损害，延缓卵巢衰老。

（4）矿物质平衡

在众多矿物质中，锌和铜对卵巢功能的影响最为显著。锌是维持卵巢正常功能不可或缺的微量元素，它能促进性激素的合成和分泌，增强抗氧化能力。牡蛎、瘦肉、动物内脏都是锌的优质来源。而铜虽然也是必需微量元素，但研究发现过量的铜可能会加速卵泡退化，因此要避免过度接触和暴露。

（5）蔬果的彩虹搭配

新鲜蔬菜和水果是维持卵巢健康的天然“营养库”。研究表明，经常食用深色蔬菜和各类水果的女性，更年期来得较晚，这可能与蔬果中丰富的抗氧化物质有关。特别是黄绿色蔬菜中的类胡萝卜素，能够有效抵抗氧化应激，帮助延缓卵巢衰老。建议每天的饮食中都要包含不同颜色的蔬果，既确保营养均衡，又能收获护巢功效。

◆ 结语

虽然饮食对卵巢功能的影响是缓慢的，但只要坚持科学的饮食原则，就能为卵巢健康保驾护航。记住，没有任何一种单一的食物能创造奇迹，健康的生活方式和平衡的营养搭配才是关键。

2

喝好有门道：解锁卵巢能量的饮品秘籍

每天早上来一杯咖啡，下午冲一壶热茶，已经成了许多女性生活中不可或缺的小确幸。然而，你是否想过，这些看似简单的饮品，竟然与卵巢的健康状态息息相关？原来，茶与咖啡不只是提神醒脑，更可能在悄悄左右女性体内激素的平衡、影响卵巢的运转节奏。选对、喝对，不仅能延缓卵巢老化，还能激发女性身体的自然能量，为美丽与健康加分。现在，就让我们一起揭开饮品中的“卵巢能量密码”，喝出年轻好状态！

◆ 茶：千年药典中的卵泡守护者

从神农尝百草的传说，到陆羽《茶经》的千年传承，茶作为自然馈赠的抗氧化宝库，早已融入人类文明的基因。现代科学发现，茶叶中蕴藏的茶多酚——尤其是绿茶中的表没食子儿茶素没食子酸酯（epigallocatechin gallate, EGCG）与红茶中的茶黄素——不仅能对抗自由基、延缓机体衰老，更与女性特有的生殖健康产生奇妙联结。

近年研究揭示了一个令人振奋的现象：在袅袅茶香中，可能潜藏着守护卵巢活力的密码。上海女性健康队列研究发现，长期饮茶者的自然绝经年龄显著延后；实验室中，茶多酚更展现出修复受损卵泡、减少氧化应激损伤的潜能。当全球科学家聚焦卵巢衰老的防治策略时，这杯穿越千年的东方饮品，正以现代医学语言重新诠释“以茶养身”的古老智慧。

1. 茶的简介

茶具有悠久的历史，是一种富含抗氧化剂的健康饮料，深受世界人民的喜爱。茶多酚是茶中多酚类物质及其衍生物的总称，是茶的有效成分。绿茶和红茶茶多酚中主要活性物质分别为EGCG和茶黄素。

2. 茶对健康的促进作用

茶多酚是一种天然抗氧化剂，临床和流行病学调查发现，饮茶或茶多酚类物质对许多慢性疾病具有预防作用，如心脑血管疾病、2 型糖尿病、肥胖症、代谢综合征、骨质疏松和神经退行性疾病等。茶对健康的促进作用主要是通过其抗氧化功能实现的。

3. 茶对卵巢衰老的延缓作用

少量研究提示，饮茶可以增强女性生育能力。一项基于上海妇女健康的研究发现，运动、规律摄入水果和长期饮茶等与女性育龄期的延长显著相关。一项病例对照研究提示，素食、饮茶、饮用富含矿物质的水是卵巢早衰的保护因素。同时，在我们的专著《卵巢衰老》出版后，近两年也相继看到国内外对茶多酚保护实验动物卵巢功能的研究报道。基于这些研究结果推测，未来我们或许可以将喝茶作为保护卵巢功能的一种健康生活方式，从而达到延缓卵巢衰老的目的。

4. 茶的安全性

茶作为传承千年的饮品，其日常饮用的安全性已经受到全世界人民的检验，目前暂无饮茶造成严重不良反应的报道。但大量服用茶多酚或茶多酚的有效成分是不可取的。在一些服用茶源性膳食补充剂的人群中发现，高剂量的EGCG可能对肝脏产生毒性，尤其多见于以减肥为目的的过量服用者。因此，日常饮茶仍是一种健康的生活方式。

◆ 喝咖啡可以延缓卵巢衰老吗？

咖啡是日常职业女性的新宠，而咖啡因被认为具有潜在的抗衰老作用，并可能降低衰老相关疾病的发生及全因死亡率。

1. 过量咖啡间接影响卵巢功能

目前没有确切的数据证实咖啡与卵巢衰老直接相关，但过量饮食咖啡可能导致卵巢功能紊乱。

咖啡摄入量的分级

咖啡因摄入量	咖啡因摄入量（mg）	咖啡因摄入量[mg/（kg·d）]	相当于杯数（一杯按照 80mg）
低摄入量	80–250	1.1–3.5	1–3 杯
中摄入量	300–400	4–6	3–5 杯
高摄入量	>500	>7	>5 杯

2. 高摄入量咖啡对卵巢功能的影响

研究发现，高摄入量的咖啡因可引起焦虑、烦躁、失眠、易怒及精细运动功能受损。虽然咖啡因的摄入不能直接作用于卵巢，但过量的咖啡因可能引起睡眠障碍及焦虑等情绪，这些作用可引起内分泌紊乱及免疫力低下。此外，不良情绪对下丘脑–垂体–卵巢轴可能造成累加的刺激，导致垂体促卵泡素、黄体生成素分泌异常，进而引发内分泌紊乱，改变月经周期，甚至发生卵巢早衰。

3. 咖啡的健康饮用模式

一般每天摄入 100–200mg咖啡因，就足以提神。就上班族而言，饮用咖啡最佳时间是清晨早饭后刚到办公室时，以及午休过后准备开展下午繁忙的工作之际。此时饮用一杯咖啡，有助于缓解饭后常有的困倦感。

不过，饮用过多的咖啡，会导致钙质的流失，对于年长者，尤其是中老年妇女，更是骨质疏松的一大威胁。每天两杯或两杯以上的咖啡，会增加约 50%的骨折概率，研究者认为年长者喝咖啡，一天一杯相对安全。

对咖啡的喜爱，应持以理性的态度。适量的咖啡因摄入可能有助于延缓机体衰老，但高摄入量咖啡则可能影响卵巢功能，咖啡能否直接延缓卵巢衰老需要进一步探索。

除此之外，其他饮品也可能会影响卵巢功能，如喝酒可能对卵巢功能有损害作用；市面上各种果汁、碳酸饮料、含乳饮料等对卵巢功能的影响仍未知。喝好有讲究，喝好卵巢功能才好。

3

睡好是王道：养好卵巢的必修课

俗话说“睡眠是女性最好的保养品”，如果说卵巢是花，那睡眠就是为其拂去尘埃、带来清新氧气的徐徐和风。睡眠对女性的助益尤其明显，俗话说“男靠吃，女靠睡”，光滑的皮肤、曼妙的身材与好的睡眠息息相关，而卵巢激素则是两者间重要的联动因素。

◆ 睡眠如何影响卵巢？

我们身体日常所需的各种活动都需要依赖细胞内的线粒体产生生物能量来支持和适配，睡眠为细胞线粒体补充生物能量、清除氧自由基和有害物质争取了足够的时间。卵巢细胞合成与分泌激素需要线粒体提供充足的能量，同时，作为受精卵线粒体的几乎唯一来源，卵子内线粒体是维持早期胚胎发育的重要保障。由此可见，良好而充足的睡眠对女性激素分泌和受孕大有裨益。

◆ 睡眠不足的后果

你是否体会过在连续一周的熬夜刷剧后感觉“浑身不对劲”？这就是生物钟紊乱的结果。所谓“生物钟”，就是身体的时间表，它根据白天和黑夜协调各个器官的工作节奏。阳光使大脑保持警觉，各个器官血供开始丰富、功能逐渐强化，而黑暗促进褪黑素等激素的分泌，通过睡意引导机体进入静息状态，细胞开始缓慢有序地“储备物资+清扫垃圾”。长期良好的睡眠有助于建立稳定的生物节律，通过神经–内分泌轴整齐划一地调配各个器官。研究发现在睡眠剥夺、昼夜节律改变的情况下，卵巢作为下丘脑–垂体–生殖内分泌轴的下游器官，会出现FSH和LH水平异常，卵巢功能低下。因此，保持良好的睡眠习惯和生活节奏对卵巢功能具有重要的作用。

◆ 褪黑素对卵巢功能保护有作用吗?

褪黑素及其类似物属于医学上改善睡眠障碍的药物之一。作为松果体分泌的一种胺类激素，褪黑素的生理表达呈明显的昼夜周期性变化，是调节生物节律、改善睡眠的有效药物。目前的确有很多的研究发现褪黑素对卵巢功能有积极的作用。它不仅能够保护化疗患者的卵巢功能，在日常生活中也能够保护卵巢不受内外环境中有害物质的损伤。研究发现褪黑素还可以延缓卵巢衰老，但是具体机制目前仍然研究中。那么，褪黑素可以用于日常卵巢的保养吗？目前认为，在推荐剂量下补充褪黑素相对安全，但关于褪黑素在神经精神方面的副作用还不明确，因此，更为自然的方法是建立良好的生物节律，保持自身褪黑素稳定而充足地分泌。

4

动则有益：
开启卵巢健康动力密码

生命在于运动。科学而适宜的运动能强身健体、防御疾病、延年益寿。那么运动是不是也可以延缓卵巢衰老呢？

◆ 中等强度运动延缓卵巢衰老

研究表明，长期规律的中等强度体育锻炼保护卵巢功能，延缓卵巢衰老，推迟绝经年龄，延长女性的生育年限。

◆ 高强度运动损害卵巢功能

研究发现长时间的高强度运动增加氧化应激，诱发颗粒细胞凋亡，导致卵泡闭锁，卵泡池耗竭，最终影响卵巢排卵和内分泌功能。

◆ 体育锻炼影响卵巢功能的可能机制

（1）适度锻炼与自噬

自噬是一种细胞的自我消化行为，存在于所有真核生物中，这个行为可以将功能失调的蛋白质和衰竭的细胞器“吃掉”，在维持细胞稳态和延长寿命方面发挥重要作用。自噬活性受损会缩短生物寿命并导致器官过早衰老。随着年龄增长，自噬活性逐渐下降，细胞凋亡率增加，进而导致器官衰老。适度锻炼之所以有促进健康、延缓衰老的作用，部分原因在于它能“吃掉”异常或多余的成分。而在超强度的运动过程中，机体的自噬活性极度升高，细胞内蛋白过度分解，导致正常组织和器官功能部分受损。适度锻炼是否通过影响卵巢自噬发挥保护卵巢功能的作用仍有待研究。

（2）适度锻炼与氧化应激

氧化应激诱发颗粒细胞凋亡，导致卵泡闭锁，卵泡池耗竭，卵巢功能减退。长期中等强度的有氧运动刺激机体产生抗氧化物，增加体内抗氧化酶的活性，降低氧化损伤。

在长时间、剧烈的运动过程中，活性氧产生过多，细胞的抗氧化防御会被大量活性氧击毁，导致细胞和组织的广泛损伤。同时，长时间的剧烈运动还会导致组织中维生素E含量短暂下降，并改变身体各种组织中的谷胱甘肽氧化还原状态，破坏机体的抗氧化系统，增加氧化应激损伤，损害卵巢功能。

（3）适度锻炼与卵巢血液循环

适度锻炼不仅可以保护卵巢的血管内皮细胞的功能，还能更好地保障卵巢的正常血供。此外，中等强度的有氧运动具有抗动脉粥样硬化作用，并提高体内NO含量。NO是强效的血管舒张剂，有效抑制血管收缩，避免血管狭窄和血流减少，改善卵巢血供。

因此，体育锻炼是把双刃剑，适度锻炼才能对卵巢功能起到积极的保护作用。根据WHO《关于身体活动有益健康的全球建议》和中国国家体育总局《全民健身指南》中的科学号召，推荐成年女性进行有益于健康的适度锻炼，即每周至少保证 150 分钟的中等强度运动或 75 分钟的高强度运动，或两种强度结合的运动达到相同水平，促进机体健康，延缓卵巢衰老。

不同等级的运动强度

运动强度	心率范围（次/分钟）	主观感受	常见运动类型
低强度	<100	呼吸轻松，可以正常说话或唱歌	散步、轻柔瑜伽、站立办公
中等强度	100–140	呼吸加快，可以说话但无法唱歌	快走、慢跑、骑车、健身操
高强度	>140	呼吸急促，难以进行正常对话	如跑步、高强度间歇训练（HIIT）、跳绳、快速骑自行车、快节奏的健身操、快速爬山、登楼梯、网球单打等

5

心情好，卵巢好：情绪与卵巢健康的密切关系

女性的健康一直是医学和心理学研究的重要领域，而在众多影响健康的因素中，情绪状态和卵巢健康之间的关系常常被忽视。事实上，研究表明，心情的好坏不仅仅会影响日常生活质量，还可能直接或间接影响到卵巢的功能，从而对女性的生育能力、月经周期，甚至更年期的早晚产生重要影响。

卵巢是女性生殖系统中的关键器官，主要负责卵子的发育和排放，以及分泌激素如雌激素、孕激素等，调节女性的月经周期和生育能力。健康的卵巢能规律性地排卵，并与子宫、输卵管等其他生殖器官协同工作，保证女性的生殖功能正常。随着年龄的增长，卵巢的功能会逐渐下降。女性在 35 岁之后，卵巢的储备功能和激素分泌逐渐减少，这也是许多女性在这一年龄段面临生育困难的原因之一。而卵巢的健康状况不仅与生育能力密切相关，也与更年期的发生时间以及更年期的症状严重程度密切相关。

◆ 情绪影响卵巢的途径

首先，激素水平与情绪密切相关。情绪状态，特别是长期的压力、焦虑、抑郁等负面情绪，可能通过内分泌系统直接影响卵巢功能。情绪与神

经系统、内分泌系统有着紧密的联系。当情绪低落时，身体会分泌更多的压力激素，如皮质醇。长期高水平的皮质醇会导致体内激素水平的紊乱，进而影响到卵巢的激素分泌。例如，皮质醇过高可能抑制下丘脑–垂体–卵巢轴的正常功能。下丘脑是调控女性生理周期的一个重要中枢，它会分泌促性腺激素释放激素（GnRH），调节垂体分泌促卵泡激素（FSH）和黄体生成素（LH）。这些激素会直接影响卵巢的功能，促使卵泡的成熟与排卵。如果下丘脑受到抑制，卵巢的激素分泌就会失调，导致月经不规律、排卵障碍，甚至导致不孕。这一影响可以直观地通过月经周期体现出来。对于一些女性来说，情绪不稳定可能导致月经周期的不规律，甚至出现经期紊乱的情况。这是因为情绪波动会影响下丘脑和垂体的正常功能，进而影响到卵巢的激素分泌，从而扰乱正常的生理周期。例如，长期的焦虑、抑郁等情绪可能导致月经推迟、痛经加重等症状。

其次，精神压力还会影响卵巢的储备功能。长期的精神压力和情绪低落不仅仅影响排卵，还可能影响卵巢的储备功能。卵巢储备是指卵巢中未成熟卵泡的数量和质量，这是衡量女性生育能力的一个重要指标。研究发现，长期处于焦虑、抑郁或其他负面情绪状态下的女性，卵巢储备功能往往会出现较早衰退的情况。有研究显示，女性在面对重大生活压力事件（如失业、亲人去世、离婚等）时，卵巢早衰的风险增加。这是因为精神压力会干扰体内激素水平的平衡，进而影响卵巢内卵泡的数量和质量，导致卵巢功能提前衰退。

此外，情绪对激素水平、月经周期和卵巢储备的影响可以以疾病的形式呈现出来。例如，多囊卵巢综合征（PCOS）是一种常见的女性生殖疾病，其特点是卵巢内存在多个未成熟的卵泡，导致月经不规律、不排卵及不孕等症状。研究发现，PCOS患者中常伴有较高的心理压力和情绪问题，焦虑、抑郁等情绪障碍与多囊卵巢的发生和病程进展之间存在一定的关联。同时，越来越多的研究发现慢性压力、心理应激还可加速卵巢衰老。

◆ 应对情绪有妙招

既然情绪对卵巢健康有如此深远的影响，那么我们应该如何通过调节情绪来保护卵巢的功能呢？首先，压力管理是保持心理健康和生理健康的关键。现代社会快节奏的生活容易让人陷入焦虑、紧张的情绪中，因此学会减压显得尤为重要。通过冥想、练瑜伽、深呼吸等放松技巧，能够有效缓解压力，调节心理状态。此外，积极参与户外活动、旅行、与朋友和家人聚会等，也是减轻压力、提高情绪的好方法。这些活动能够帮助释放身体内的多巴胺和内啡肽，带来愉悦的情绪，进而有助于卵巢健康。此外，好的作息和饮食习惯，比如充足的睡眠、营养均衡和适度运动等，不仅对身体健康至关重要，也能有效调节情绪。最后，对于长期情绪不佳的女性，可以通过心理治疗如认知行为疗法、心理咨询等手段来缓解压力、改善情绪。这些心理干预能够帮助女性认识到情绪与身体健康的关系，从而采取更加健康的应对方式。

总的来说，心情的好坏直接影响卵巢的健康，进而影响女性的生殖功能和整体健康。为了保持卵巢的最佳功能，女性应注重情绪管理，学会减压，保持积极乐观的心态，定期锻炼，保持良好的作息和饮食习惯。通过这些方法，不仅能够提升心情，还能有效保护卵巢，延缓卵巢功能衰退，提升生育能力和生活质量。对于女性来说，保持一个良好的心情，不仅是对自己心理健康的呵护，更是对卵巢健康的投资。

第六篇

续花之方

卵巢欲衰未老，防护有妙招

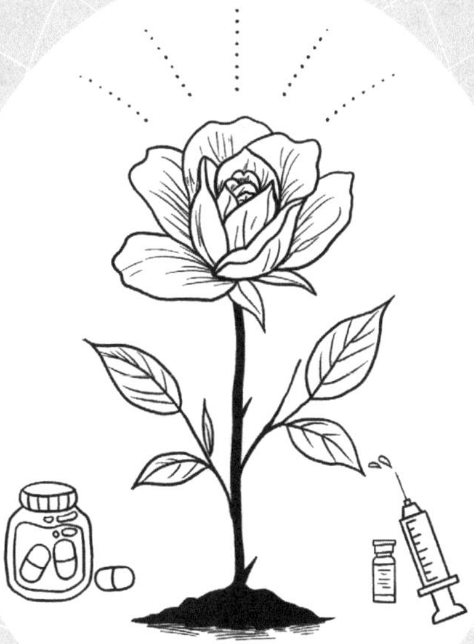

如果春天会走，

就学会留住它的脚步。

——前沿医疗与传统智慧

共筑延缓卵巢衰老的屏障。

在卵巢功能尚好的时候，做“五好青年”可以维护卵巢储备和功能，使花儿健康持久地绽放。然而，当卵巢将要衰老时，是否有具体办法能延缓呢？针对医疗相关卵巢损伤，有没有防治的办法？有没有延缓卵巢衰老的特效药呢？干细胞移植能唤醒卵巢吗？卵巢移植可否凝固花期，推迟衰老？人工卵巢可行吗？中医药可否帮助重拾繁花，让女性更加美丽绽放？本章将为您一一解答。

1

有风有雨是常态，如何守护花园安宁？——谈谈医疗相关卵巢损伤

卵巢，这个被称作女性“秘密花园”的器官，对女性的生育和健康起着关键作用。但是，就像自然界的风雨一样，一些医疗操作也可能给这个花园带来伤害，让花儿凋谢。这些医疗操作包括手术、化疗和放疗，在改善疾病的同时可能也会损害卵巢的结构和功能，影响女性的生育能力，甚至可能对内分泌平衡和整体健康造成长期影响。

◆ 手术：除草的双刃刀

当我们的“秘密花园”长了杂草，就好比我们的盆腔中长了卵巢囊肿、子宫肌瘤等，我们需要通过手术斩草除根。然而在妇科手术帮助我们治疗疾病的同时，也可能不小心伤害到卵巢，这种伤害可能是永久性的，影响女性的生育健康。比如卵巢囊肿手术、子宫切除术或者输卵管切除术，这些手术可能会因为影响卵巢的血液供应、热损伤或者缝合过紧等原因，导致卵巢组织受损，降低卵巢的储备功能。为了减少这种风险，医生们会尽量选择腹腔镜手术，尽量减少术中出血，使用非电凝的止血方法或者减少电凝的使用范围，以保护卵巢的健康。这样，我们就能在治疗疾病的同时，尽可能地保护好我们的“秘密花园”。

◆ 化疗：杀虫的毒药

当“秘密花园”遭遇恶性肿瘤这样的“害虫”时，化疗药物成为我们的杀虫剂。而当身体其他器官有疾病必须化疗时，这些药物在杀死“害虫”的同时，有时候也会不小心伤害到花园里的花朵（卵泡），导致花儿一同凋谢。这是因为化疗药物主要攻击那些快速增长的细胞，而卵巢中的卵泡就是这样的细胞。不同的化疗药物对卵巢的毒性不同，烷化剂类如环磷酰胺和白消安对卵巢的毒性最强。另外，化疗对卵巢的损伤程度与卵巢功能有关，年轻患者的卵巢功能较好，但这并不意味着可以完全承受化疗药物的毒性，即便耐受性相对较强，仍可能出现不可逆的卵巢损伤。因此，肿瘤患者在接受化疗前，患者应与医生共同制定保护“秘密花园”的策略和方法。

◆ 放疗：紫外线的轰炸

有些肿瘤在治疗中需要进行放疗，即通过放射线杀死肿瘤细胞。放疗的过程中，卵巢就像暴露在夏日强烈紫外线下的花园，极易受到损伤。卵巢对射线特别敏感，放疗可能会对卵巢造成损伤，影响女性的生育能力和整体健康。放疗对卵巢的影响可以分为急性损伤和慢性损伤。急性损伤通常发生在大剂量放疗后，可能导致卵巢功能迅速丧失，并出现更年期症状，如潮热、情绪变化、阴道干燥和闭经等。慢性损伤则可能持续存在，影响更持久，如青春期前接受盆腔放疗的女童可能出现发育障碍，月经稀发，甚至不发育。为了保护卵巢，可以采取物理防护和化学防护等措施。物理防护包括卵巢移位术，通过移动卵巢位置来降低受到的辐射损伤，从而降低损伤风险。化学防护涉及使用抗辐射药物，但目前药物防护技术尚不成熟。

◆ 总结

我们的“秘密花园”可能会因医疗操作这些风风雨雨而受损。手术、化疗和放疗这三大医疗手段，虽能治病，却也可能对卵巢造成一定伤害。为了保护卵巢健康，医生和患者可以采取多种措施，包括选择微创手术、使用保护卵巢功能的药物，以及物理和化学防护方法。了解这些风险和保护策略，有助于保护女性的生育能力和整体健康。为了更好地守护“秘密花园”，“除草要精细，杀虫要精准，防晒要到位”是医疗上正在努力的方向，相信未来会有更多的选择。

2

苦寻灵丹妙药，延缓卵巢衰老会有效？

人们一直在寻觅能一劳永逸延缓卵巢衰老、让卵巢永葆青春活力的“灵丹妙药”。功夫不负有心人，如今，我们已经发现了一些值得我们关注和尝试的具有潜力的方法和物质。

◆ 抗氧化剂，清除自由基！还卵巢以小清新

自由基的氧化应激损伤是卵巢衰老的罪魁祸首之一，自由基会损伤卵巢细胞的生物膜和端粒结构，严重加速卵巢衰老。本着擒贼先擒王的原则，科学家们研究发现，女性在长期使用经典的维生素C、维生素E和褪黑素等抗氧化药物后，卵巢内的自由基得到了明显的清除、细胞的端粒结构得到了保护，卵巢整体的氧化应激环境得到了改善，反映卵巢内分泌功能的雌激素水平也有所提高。清除自由基后，原本紊乱复杂的卵巢微环境得以改善，为卵巢的卵子发育和正常内分泌功能提供了良好的环境，延缓了卵巢的衰老进程。然而，抗氧化剂需要长期服用，对于一些时间紧张的姐妹们可能难以坚持，并且相较于长期服用药物，我们更提倡大家通过饮食摄入更多的水果、蔬菜等来补充多种天然的抗氧化剂。

◆ 神药二甲双胍，能帮忙吗？

二甲双胍是治疗糖尿病的一线药物，它可以降低糖尿病病人的血糖并且改善胰岛素抵抗，已经在临床中使用了60多年了。近些年来科学家们意外地发现二甲双胍能延长果蝇、啮齿类动物和灵长类动物的寿命。二甲双胍不仅可以增强细胞抗氧化损伤的能力，还可以通过改善器官内细胞的胰岛素敏感性达到热量限制的效果，最终延缓整体的衰老。目前，针对二甲双胍能否延缓卵巢衰老的研究结果尚不明确，初步的研究提示，它可以延缓女性卵巢储备的衰减，并改善激素水平。尽管其可能带来恶心、呕吐和腹泻这样的不良反应，科学家们仍然认为其是延缓卵巢衰老的“潜力股”。

◆ 辅酶Q10，调动线粒体！让卵巢活起来

卵巢是代谢非常活跃的器官，不仅要进行细胞分裂产生卵母细胞，还要不停地加工合成激素，要想保持青春活力，自然也就需要充足的能量。线粒体作为细胞的能量工厂，当然需要多多保养和关照。辅酶Q10是线粒体呼吸链中的关键成分，参与电子传递和能量生成。近年来，科学家们发现衰老卵巢中辅酶Q10有所缺乏，可以通过口服补充辅酶Q10来调动卵巢内线粒体的能量代谢能力，为卵巢提供充足的能量。此外，烟酰胺腺嘌呤二核苷酸（NAD^+）也是线粒体代谢中的关键成分，直接补充NAD^+或其前体烟酰胺单核苷酸（NMN）可以延缓卵巢衰老，并且增强卵母细胞的DNA修复能力，降低老化过程中染色体异常的发生率。然而，这些药物存在着吸收性差、易降解的缺点，并且长期使用的安全性仍然未知，作为备选项，仍然有待科学家们对其进行深入研究和改进。

◆ 植物天然提取物，白藜芦醇有用吗?

大家也许听过，女人喝红酒能延缓衰老，科学家们证实这不是无稽之谈！白藜芦醇是一种多酚类化合物，其在葡萄皮和红酒中含量较高，近年来含有白藜芦醇的保健品也如雨后春笋般出现。白藜芦醇可以激活沉默信息调节因子 1（silent information regulator 1, SIRT1）细胞信号通路来调节细胞周期、促进DNA修复并抑制氧化应激。在小动物中的研究结果表明，白藜芦醇可以降低卵巢中氧化损伤水平并且抵抗炎症，促进卵泡的发育、维持卵泡的健康。尽管如此，关于白藜芦醇延缓卵巢衰老的研究仍然有限，尚且没有足够的人体实验证据支持它作为延缓卵巢衰老的特效药。

◆ 老祖宗的灵丹妙药，现代化中药

中医认为女性的卵巢衰老从整体上看与体内阴阳失衡、肾气亏损、肝血不足和脾气虚弱密切相关，故而应当以补肾健脾为主、辅以养肝宁心。现代化的中药结合了传统中医理论和现代科学技术，基于中医辨证论治原则，在药物配伍上君臣主辅配合：君药（主药）基于卵巢衰老的根本原因和主要症状，药力强，是方剂的核心成分，改善卵巢本身微环境和细胞凋亡状态；臣药（辅药），可增强君药作用，并缓解君药副作用或治疗兼夹证，在延缓卵巢衰老的同时，对女性整体的神经–内分泌系统及免疫系统有全面的调节作用。

此外，也有科学家提出使用免疫调节剂、SIRT1 激动剂小分子和基因治疗的手段来延缓卵巢衰老，但是这些前沿的方案现阶段仍然停留在动物研究的阶段，其安全性和有效性仍然有待进一步的验证。尽管我们尚未找到完美的“灵丹妙药”，但是抗氧化剂、二甲双胍、植物天然提取物和现代化中药等策略都显示出了一定的潜力，为延缓卵巢衰老提供了可以尝试的途径。随着科学研究的深入，我们有理由相信，未来会有更多有效的干预手段被发现，为延缓卵巢衰老、保护女性健康带来更多的希望和选择。

3

干细胞：卵巢唤醒术？

卵巢衰老是全身衰老的加速器。近年来，卵巢提前衰老的现象愈发普遍，且呈现出年轻化的趋势。POI不仅会让患者的雌激素水平显著下降并伴有更年期症状，还有可能导致患者的生育能力丧失。雌激素水平的降低使得女性面临更高的患骨质疏松和冠心病的风险。而对于生育年龄的女性而言，卵巢早衰导致的提前闭经和生育能力丧失，会不可避免地给她们带来抑郁、焦虑等心理困扰。在当前的医疗实践中，针对卵巢早衰的经典治疗方法是激素疗法。然而，激素替代疗法虽有一定效果，但其副作用（如可能增加癌症风险等）也为许多女性带来了新的健康隐忧。最新研究证实，干细胞治疗在临床上具有帮助女性改善卵巢功能的潜力。

干细胞治疗是一种新兴的医学技术，通过利用体内的干细胞来修复和再生受损的组织和器官。干细胞具有强大的再生及分化能力，在女性生殖领域，干细胞治疗被广泛应用于卵巢功能障碍、薄型子宫内膜、不孕症等疾病的治疗。

干细胞是一类具有自我更新和多向分化潜能的细胞，可以分化为各种不同类型的细胞。根据其来源和分化能力，可以将干细胞分为多种类型，包括胚胎干细胞、成体干细胞和诱导多能干细胞。

（1）胚胎干细胞：来自早期胚胎发育阶段的内细胞团，具有最广泛的分化潜能。它们可以分化为人体内所有类型的细胞，包括神经细胞、心脏细胞、血液细胞等。这使得胚胎干细胞在再生医学和组织工程方面具有重要的应用前景。然而，获取胚胎干细胞涉及胚胎的破坏，引发了道德和伦理争议。

（2）成体干细胞：存在于已发育成熟的组织和器官中，具有一定的分化潜能。它们主要参与组织修复和再生过程。常见的成体干细胞包括骨髓干细胞、脂肪干细胞、血液干细胞等。相较于胚胎干细胞，成体干细胞的分化潜能较为有限，主要分化为特定组织或器官中的细胞类型。

（3）诱导多能干细胞：是一种通过基因重新编程技术获得的干细胞。通过转染特定基因组合，可以使已分化的成体细胞重新获取类似胚胎干细胞的分化潜能。这些诱导多能干细胞可以在体外培养和扩增，并分化为各种不同类型的细胞。相比于胚胎干细胞，诱导多能干细胞避免了胚胎破坏的伦理问题，具有更广泛的应用前景。

每种类型的干细胞都有其独特的特点和应用领域。胚胎干细胞具有最广泛的分化潜能，但伦理和道德问题限制了其研究和应用。成体干细胞作为身体内已有的细胞资源，可以用于组织修复和再生。生殖干细胞被认为是能够补充卵泡池的一类细胞，能够分化为配子，目前仍有学者对哺乳动物卵巢生殖干细胞的存在持怀疑态度。诱导多能干细胞则是通过基因转化获得的干细胞，具有类似胚胎干细胞的分化潜能，克服了伦理限制，但其长期安全性尚待充分评价。

◆ 间充质干细胞治疗卵巢早衰的潜力和作用机制

间充质干细胞（mesenchymal stem cell, MSC）是一类广泛存在于不同组织和器官中的多能性成体干细胞，其获取相对容易，并且可以通过体外扩增来获得足够数量的干细胞供临床应用，且生物性能稳定，免疫原性低，减弱了同种异体移植免疫排斥反应，适宜于不同个体之间的移植；在再生医学和组织工程领域具有巨大潜力。间充质干细胞作为人体内具有自我更新、多向分化潜能的细胞，不仅有组织细胞的再生修复作用，还有强大的免疫调节功能。根据其来源，主要分为骨髓间充质干细胞、脐带间充质干细胞、脂肪间充质干细胞和胎盘间充质干细胞等。研究表明，多种间充质干细胞在挽救卵巢功能方面具有一定作用，这为卵巢早衰患者带来了全新的治疗模式。目前认为，在这一系列治疗过程中，它的作用机制包括以下几个方面。

（1）分泌生物活性因子：干细胞可分泌多种细胞因子（如血管内皮生长因子、肝细胞生长因子、类胰岛素一号增长因子等），抑制细胞凋亡，修复受损组织细胞。

（2）定向迁移与分化：干细胞定植于受损伤部位并进行分化，部分补偿或替代修复其功能。

（3）免疫调节：干细胞通过免疫调节作用，抑制机体免疫反应，促进受损组织自身修复。

（4）抗纤维化：干细胞可通过修复卵巢间质防止卵巢纤维化，从而对受损卵巢起到保护作用。

（5）促进血管新生：支持新生血管的形成，为卵巢提供充足的血液供应和营养。

（6）基因表达调控作用：干细胞可调控部分基因表达，恢复卵巢的正常功能。

◆ 临床研究进展

近年来，干细胞治疗在卵巢早衰领域取得了显著进展。临床研究中，多项研究已经探索了MSC治疗卵巢早衰的效果。例如，通过将MSC直接移植到卵巢或静脉内，研究者观察到一些患者在治疗后出现了生理周期的恢复、卵泡数量的增加以及卵巢功能的改善。此外，还有研究表明，MSC治疗可以提高女性生育成功率，部分患者成功怀孕并生育健康宝宝。

尽管间充质干细胞治疗在卵巢早衰领域取得了显著进展，但仍处于临床试验阶段，需要大规模的临床研究来验证其安全性和有效性，患者应在专业医生的指导下进行。同时，MSC来源、纯度、扩增和长期效果等方面的问题还有待解决。不过，这些进展为卵巢早衰患者提供了新的治疗选择，为实现健康的生育能力带来了更多的希望。

4

卵巢移植：可否凝固花期？

卵巢移植听起来像科幻小说里的概念，实际上是现代医学中的一项真实技术，它被用来“凝固卵巢的花期”，帮助那些因疾病或治疗而面临卵巢功能衰退的女性。这项技术的核心在于将卵巢组织从患者体内取出、冷冻保存，然后在适当的时机重新移植回体内，以恢复其生殖和内分泌功能，从而帮助患者实现生育自己亲生小孩的目的。具体的操作流程和关键要点如下所述。

（1）卵巢组织的冷冻保存：这就像是将年轻的卵巢冻结起来，以便在未来需要时使用。这项技术对于青春期前因放化疗可能导致生育能力丧失的女性来说，是其生育力保存的重要措施。

（2）卵巢组织的复苏与移植：当患者原发病痊愈且医生评估适合时，这些被冷冻的卵巢组织会被“唤醒”并移植回体内，就像是将休眠的种子重新播撒到土壤中，让它们恢复生长。

（3）恢复功能：如果移植成功，卵巢组织可以重新开始工作，分泌雌激素等激素，帮助女性维持月经周期，甚至恢复生育能力。一般在移植后 3 个月左右，月经周期会恢复正常；19 周左右，月经第 3 天卵泡刺激素（FSH）水平会低于 25IU/L。

经历卵巢移植手术后，许多女性都能够恢复月经和生育能力，全球已有超过 200 名婴儿是通过卵巢移植技术诞生的。理论上来说，卵巢移植技术还为我们提供了推迟绝经的可能性，但目前这还是一个正在研究中的领域，我们需要等待更多的科学突破和临床试验结果。

卵巢移植技术就像是为卵巢按下了“暂停”和“重启”按钮，让那些因疾病而面临卵巢功能衰退的女性有了“凝固花期”的可能。随着医学技术的不断进步，这项技术有望帮助更多女性重获健康和生育能力。

然而，卵巢移植技术也存在一些局限性和挑战。首先，该技术对患者的身体状况有一定的要求，不是所有患者都适合进行卵巢移植。其次，移植后的卵巢功能持续时间可能有限，一般平均可持续 2.5 年，这取决于冻存时卵巢组织中卵泡数量和患者的年龄。此外，卵巢移植过程中还存在一些潜在的风险，如原发肿瘤复发、感染、出血等。因此，在进行卵巢移植前，医生会综合评估患者的情况，制定个性化的治疗方案，以提高移植的成功率和患者的受益。

在未来的研究和实践中，科学家们将继续致力于优化卵巢移植技术，包括提高卵巢组织的冷冻和复苏效率、改进移植方法、延长移植后卵巢功能的持续时间等，以期为更多女性带来生育的希望和健康的生活。同时，随着相关技术的不断发展和创新，卵巢移植技术的应用前景也将更加广阔，为解决女性生育力保护和卵巢功能衰退问题提供更多可能性。

5

卵巢退休了：换个新的？

如果卵巢“退休”了，人工卵巢技术给了我们一个“换新”的选择，为卵巢功能低下的女性带来新活力。

那么，这个“换新”的过程是怎样的呢？首先，医生会从你的卵巢中取出一些健康的组织，这一步骤就像是在优质田地里挑选最健壮的种子，只不过在这里，我们要找的是优质的小卵泡。这些小卵泡就像是卵巢的“潜力股”，在合适的条件下，它们有可能像正常的卵泡一样发育和排卵，展现出巨大的生育潜力。

接下来，便是为这些“潜力股”安置一个舒适的“家”。这个家是一个特制的支架，它就像一个温暖的摇篮，为卵泡提供生长所需的一切养分和支持。卵巢支架的来源十分广泛，前沿的3D打印技术能够根据需求精准制得，满足个性化的要求；同时，脱细胞骨架和其他生物材料也为支架提供了更多选择。这些材料都经过了严格的筛选和验证，确保其安全性和生物相容性，能够慢慢地被你的身体吸收，不会带来明显的副作用。

当这个精心制作的、装有卵泡的支架被植入体内后，它就被称为“人工卵巢”。目前在动物研究中，人工卵巢已经展现出了令人惊叹的效果——它可以像正常卵巢一样分泌激素，并促使卵泡发育成熟，从而产生卵子，这无疑显示出其重塑卵巢功能的巨大潜力。

尽管前景广阔，人工卵巢技术在临床应用上仍面临一些挑战。遗传安全性和有效性是大家最为关注的问题，毕竟我们要确保这个新技术不会对人体造成潜在的遗传风险。为了克服这些挑战，科学家们正在努力优化人工卵巢支架的设计，使其更加符合人体生理环境，为卵泡生长提供更理想的条件。同时，移植技术也在不断改良，以防止术后出现缺血等问题，确保人工卵巢能够顺利地在体内安家落户并正常工作。此外，研究人员还在探索更加合理、可靠的卵泡分离方法，以提高卵泡的复苏率和存活率，从而提升整个技术的成功率。

因此，人工卵巢技术目前仍处于研究和开发阶段。但随着科技的飞速发展，我们有理由相信，在不久的将来，人工卵巢或许可以被整体放进人类的身体里面，并类似于一个正常的卵巢发挥功能，让女性出现规律的月经周期，甚至成功怀孕。

对于那些因为癌症治疗或其他原因导致卵巢功能受损的女性来说，“人工卵巢”就像是一束光，穿透了黑暗，为她们带来了希望。它不仅可能帮助她们恢复生育能力，重新开启成为母亲的大门，还能从整体上提高她们的生活质量，让她们重新找回自信和生活的热情。随着科技的不断进步，人工卵巢技术还有可能带来更多的惊喜，比如帮助我们更深入地理解卵巢的工作原理，甚至可能催生出治疗卵巢早衰的全新方法，为女性健康事业带来革命性的变化。

6

传承千年智慧：助力重拾繁花？三级预防

衰老是我们每个人都不得不面对的人生议题，随着年龄增长，人们都会衰老。卵巢属于身体的一部分，自然也会衰老，并且卵巢的衰老还会加速机体的衰老。因此如何积极正确地面对和治疗卵巢衰老，是我们每个女性都应该密切关注的。

现代医学治疗卵巢衰老主要是使用雌孕激素替代疗法，简单来说就是口服雌孕激素药物来代替人体内所缺乏的雌孕激素。它在一定程度上能减缓部分卵巢衰老的症状，但是却无法恢复卵巢分泌激素、排卵和生育等功能，并且这种治疗方法还有可能增加静脉血栓、相关肿瘤（乳腺癌、子宫内膜癌、卵巢癌等）的发生风险。

中医药高度凝聚着民族的智慧和实践经验，是中国古代科学的瑰宝，也是打开中华文明宝库的钥匙。相较于激素替代治疗面向人群的局限性及其副作用，中药作用较为温和，安全性较高，患者接受度更高，因此近些年运用中医特色疗法治疗卵巢衰老的患者越来越多。

虽然古代医籍对“卵巢衰老”没有单独记载，但不乏对这种情况的描述。最为经典的是《素问·上古天真论》：“女子七岁，肾气盛，齿更发长；二七天癸至，任脉通，太冲脉盛，月事以时下，故有子……七七任脉虚，太冲脉衰少，天癸竭，地道不通，故形坏而无子也。”

中医理论中，卵巢衰老的表现主要有头晕耳鸣、眼睛干涩、烦躁易怒、手心脚心发烫、睡觉梦多、怕冷、腰酸腹胀食欲不振、经常腹泻、大便不成形等情况。总体而言，卵巢衰老归属于中医学“闭经”“血枯”“血隔”“经断前后诸症”“不孕症”等范畴，病因病机以气血亏虚和肾气亏虚为主，宜以益气养血、补肾益精、疏肝解郁、养心安神为治疗原则。

在具体治疗上，中医有多种方案。比如，对于肾虚肝郁证，治法为理气疏肝、化瘀通经；对于肾虚血瘀证，治法是活血化瘀、通调经血。此外，中医还会根据患者不同体质和症状，采用中药人工周期疗法，依照月经周期规律进行序贯用药，以促进卵泡发育成熟和内膜同步发育。

除了中药内服，中医还有针灸、艾灸、火罐等外治疗法。针灸通过刺激特定穴位，如关元、气海、三阴交等，调节气血、疏通经络，改善卵巢血液循环和功能。艾灸则利用艾绒燃烧产生的温热刺激和药物作用，温阳扶正、调和气血，对卵巢衰老引起的宫寒、痛经、月经不调等症状可能有一定疗效。

中医强调治未病，与三级预防理念相通。一级预防注重养生保健，倡导女性保持良好生活习惯、合理饮食、适度运动、调节情志，增强体质，预防卵巢衰老发生；二级预防是在卵巢功能出现衰退迹象时，早发现、早诊断、早治疗，延缓疾病进展；三级预防是针对已确诊卵巢衰老的患者，通过综合治疗手段，改善症状、提高生活质量、防止并发症。

随着国家大力支持中医药发展，中医药联合现代化研究不断深入。中西医融合为解决卵巢衰老这一医学难题提供了新思路。西医的激素替代疗法可在短期内快速改善症状，而中医强调整体调理，注重扶正固本，二者结合可优势互补。例如，在西药治疗基础上，配合中药调理，既能减轻西药副作用，又能增强疗效，使激素水平更稳定，症状改善更明显，甚至在一定程度上恢复卵巢功能，让部分患者恢复月经、排卵，甚至成功怀孕。

总之，传承千年智慧的中医药在卵巢衰老防治中具有不可替代的价值，中西医融合更是为助力女性重拾繁花、应对衰老带来了新的希望。

第七篇

养花之智

卵巢已老，医养有道

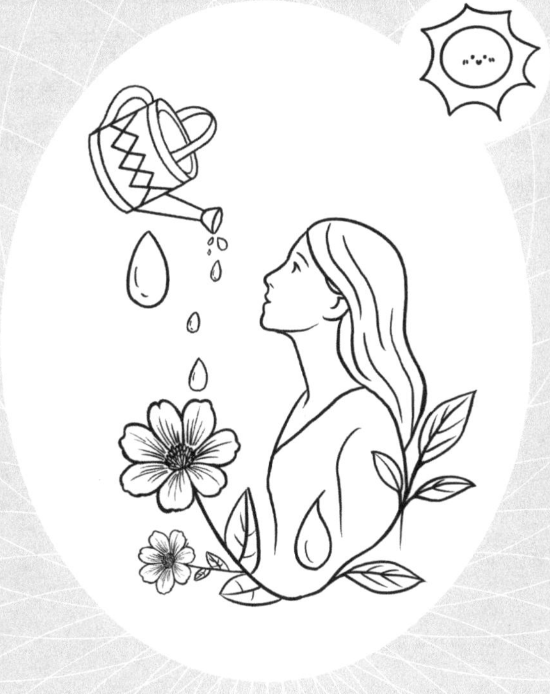

衰老不是终章，

智养迎来另一种盛放。

——科学管理更年期，

开启属于成熟女性的全新篇章。

花开花落，万物皆有其规律。衰老是生命进程中的必然经历，就如秋天落叶、繁花不再，是自然的更迭。女性经历卵巢的衰老时期，也意味着需要更加关注健康问题。只有通过科学且必要的医学干预，并积极加强自身保健，以从容、优雅的姿态度过更年期，才能安享晚年。就像核桃，花虽落，却硕果来；外皮虽皱褶，桃仁却醇香满溢。

1

更年期来了，浴火可以重生

更年期是女性经历自然绝经前后的一个生理阶段，是从生殖期到老年期的过渡阶段，通常发生于40－65岁之间。更年期综合征是指女性在绝经前后，因性激素波动或减少，出现一系列躯体及精神心理症状，就如花儿缺少浇水施肥而不再盛开，甚至枯萎。

◆ 更年期女性的常见症状：身心的双重挑战

- 月经紊乱：由于卵泡逐渐耗竭，容易发生排卵障碍，进而导致孕激素缺乏，因此容易出现异常子宫出血及子宫内膜异常增生。
- 身心疲惫：乏力虚弱、注意力不集中及记忆力减退。
- 情绪波动：情绪不稳定、易激惹或焦虑、抑郁、敏感多疑。
- 睡眠障碍：入睡困难、多梦、易醒、失眠。

这些症状给更年期女性带来极大困扰，就像一朵失去水分滋养而蔫儿了的花，曾经的活力与光彩被逐渐消磨。

◆ 体温与身体的“怪病”：浴火之旅

一些更年期女性可能会出现体温调节能力下降的表现，如反复短暂的潮热、盗汗、手脚心发热，甚至忽冷忽热。此外，还可能出现一些难以解释的“怪病”。

- 咽部异物感：反复喉镜检查无异常。
- 胸闷气短及心慌：多次急诊就医却未发现心脏疾病。
- 全身疼痛：在不同部位交替或反复出现的游走性疼痛，或骨关节肌肉痛，如腰背痛，肘膝关节痛等，专科检查无器质性病变。
- 其他：皮肤蚁走感，呼吸、消化系统等都可能趁机“搞怪”。

这些症状让更年期女性如同经历了一场“浴火之旅”。

◆ 长期影响：波及全身、伴随终身

更年期综合征可能同时或先后出现于多个器官系统，尤其是随着绝经时间的延长，激素水平持续低下带来的长期影响。主要包括：

- 泌尿与生殖系统：反复尿道炎、阴道炎（即通常所说的老年性阴道炎）；
- 骨骼系统：骨密度下降甚至骨质疏松；
- 心血管系统：血糖、血脂代谢紊乱，心血管疾病发病率增加。

这些长期影响不仅限于绝经前后的几年时间，随着年龄增长、绝经时间延长，症状可能逐渐明显或者加重。如果缺乏科学的干预，绝经后的生活可能如寒冬园林般萧瑟。然而，通过早期科学管理和积极调适，女性完全可以平稳度过这一阶段，继续绽放生命的光彩。

◆ 浴火可以重生：激素治疗，从根源解决更年期问题

现代医学已经对更年期有了清晰的认识，及早进行医学干预可以帮助更年期女性摆脱困扰，实现真正意义上的“浴火重生”。

更年期综合征的本质是卵巢衰老，卵巢不再具有分泌激素的功能，体内缺少雌激素导致一系列更年期不适及健康问题的发生。因此，绝经

激素治疗是从源头上解决更年期问题，是最直接有效、能够全盘解决更年期问题的医疗措施。就如给蔫儿了的花儿重新浇水施肥，有了生命的滋养，花儿也可以再绽放。

激素治疗必须在更年期专科医生评估、指导下用药，并定期体检复诊。经过专科医生评估，如果有激素治疗禁忌证，不适合进行激素治疗的女性，可以通过中医药及其他药物对症治疗，改善症状，以平稳度过更年期。

◆ 医生的建议：积极干预，科学调适

更年期并不是一个“忍忍就过去”的阶段，而是一个需要积极干预、科学管理的过程。约 80%的女性经历过至少 1 种更年期症状的困扰，轻者可通过自我调节平稳度过，重者若非医学干预将严重影响生活质量甚至生命安全。许多女性选择“忍一忍”，认为扛一扛就过去了。这种观念不仅忽视了症状的危害，也错过了治疗的最佳时机。借助医学的力量，现代女性可以有效缓解更年期的困扰，迎接更健康、更自信的人生，开启有质量、有尊严的老年生活。

2

让青春延续：更年期激素治疗有哪些获益

更年期激素治疗主要是通过补充雌激素改善症状，保护健康。对于有子宫的女性，在补充雌激素的同时，还需要同时补充孕激素，以保护子宫内膜。

◆ 孕激素治疗：子宫内膜的保护伞

围绝经期女性，卵巢功能减退引发排卵障碍，进而引起月经紊乱，有时如倾盆暴雨，导致贫血乏力，有时淋漓不尽数日，如阴雨绵绵。这种月经异常通常是由于不排卵导致的孕激素缺乏，进而引起异常子宫出血。此时，通过补充孕激素来平衡雌孕激素水平，既可调理月经，还可以保护子宫内膜。由于排卵障碍，子宫内膜在单一雌激素的长期作用下，可能出现内膜过度增生，甚至癌变。因此，对于围绝经期女性，孕激素治疗其实是内膜的保护伞。雨天行路，谁会拒绝伞呢？

◆ 雌激素补充：青春继续飞扬

雌激素低下不仅影响围绝经期女性的健康，也是绝经后诸多老年疾病发生的重要危险因素之一。绝经后女性通过补充雌激素以缓解更年期症状，养护身心，并可在一定程度上预防老年疾病，保持健康年轻态，持续青春活力。主要体现在以下几方面。

（1）绝经激素治疗可有效缓解潮热盗汗等血管舒缩症状。

（2）许多更年期女性出现失眠、焦虑等精神神经症状，被诊断为“焦虑症”“抑郁症”后服用抗焦虑、抗抑郁药物，其实其中多数女性是由于雌激素缺乏导致相关症状。更年期女性轻度的焦虑抑郁、失眠多梦等问题，通过激素治疗可有效改善，还可能带来其他潜在益处。

（3）对于阴道干涩、疼痛、性交痛、反复泌尿系感染等泌尿生殖道萎缩症状，绝经激素治疗效果显著。若无其他症状，局部阴道用药即可，其安全系数更高。反复泌尿系感染的更年期女性往往没有认识到是更年期的原因，起初消炎治疗可能有效，但病情容易反复，激素治疗才是正解。

（4）在绝经前后启动激素治疗的女性，可获得骨质疏松性骨折一级预防的效果。因此，早用早获益哦！

（5）对于年龄<60岁、绝经10年内且无心血管系统疾病的绝经女性，启用绝经激素治疗，不增加冠心病和卒中的风险，且能够降低冠心病死亡率和全因死亡率。

（6）绝经激素治疗还可提高胰岛素敏感性，有助于控制血糖；对于改善血脂代谢、控制高血脂也有助益。但血压、血糖控制不佳者，应慎重使用绝经激素治疗。

（7）绝经后女性应用绝经激素治疗，可预防女性肌少症的发生。肌少症即肌肉减少症，是一种以进行性骨骼肌质量减少和力量降低、功能下降为特征，进而引起相关衰弱、跌倒、残疾等不良事件的综合征。

（8）围绝经期和绝经后早期，特别是手术绝经的女性，及早开始绝经激素治疗，可能对降低阿尔茨海默病和痴呆风险有益。

◆ 温馨提示

绝经激素治疗，必须有专科医生的指导，掌握适应证，排除禁忌证，并定期随访评估，随时调整用药。优秀的园丁也不会一成不变地对待园里的花儿，因时因地而异。

提醒各位女性朋友，激素治疗虽好，万不可自行用药。激素治疗讲究个体化用药，各人的方案有所不同，就如每一种花儿的习性有所差别，在培植照料上也需因花而异。

3

谈激素色变：真相如何？

许多女性拒绝或不敢使用激素治疗，担心用药会引起体重增加或致癌，是否果真如此呢？

◆ 激素治疗不会增重：此激素非彼激素

通常一说起激素治疗，人们就会想到“满月脸”“虎背熊腰”这样的肥胖体态。其实，这是由于对激素治疗的不了解。临床上使用的激素治疗类型多样，甲减患者需要使用甲状腺激素治疗，身材矮小的儿童可能需要生长激素治疗。前面所说的引起肥胖的激素治疗，通常是免疫系统疾病的患者采用糖皮质激素治疗的副作用。但更年期的绝经激素治疗，并不会用到糖皮质激素。绝经女性使用的是雌孕激素，一般不会导致体重增加。

实际上，绝经本身是女性体重增加和出现腹型肥胖的原因之一。绝经后雌激素水平降低，会促使腹部脂肪增加。雌激素治疗可减少绝经后腹部脂肪堆积，减少总体脂肪量。尤其是随着年龄增加，基础代谢率下降，机体不再需要那么多热量摄入，如果食量没有及时调整，再加上缺乏运动消耗，更年期女性很可能出现体重的增加。

目前认为，更年期女性使用雌孕激素治疗并不增加体质量。更年期更需要注意饮食结构合理搭配，适量摄入，坚持锻炼，维持体重适宜。

◆ 激素治疗患癌风险低：规范诊疗、定期随访是关键

长期激素治疗是否会促进癌症的发生呢？总体来说，激素治疗导致癌症发生的风险非常低，对于宫颈鳞癌、直肠癌等还可降低发病率及死亡率。目前主要关注的是子宫内膜癌和乳腺癌。

◆ 子宫内膜癌

现有的临床研究证实，合理的激素补充治疗并不增加子宫内膜癌风险。由于缺少孕激素的应用，早期单独的雌激素替代治疗曾导致绝经激素治疗第一次跌入低谷。绝经激素治疗方案中应加用足量及足疗程的孕激素以保护子宫内膜。合理地添加孕激素并不增加，甚至可以降低内膜癌风险。连续联合方案对防止子宫内膜增生和子宫内膜癌最有效，序贯方案中每周期孕激素的使用时间不应短于 10–14 天。

◆ 乳腺癌

乳腺癌的病因复杂，激素补充治疗是否引起乳腺癌不能一概而论，要结合具体情况具体分析。激素治疗的方案、药物选择、用药持续时间及患者的体质都可能对最终的结局产生影响。

目前研究结果认为，单独应用雌激素不会额外增加乳腺癌风险。雌、孕激素联合应用可能轻度增加乳腺癌风险（属于罕见级别，<1/1000），增加的风险略高于每天 1 杯葡萄酒、但小于每天 2 杯葡萄酒，与肥胖和活动少导致乳腺癌的风险相当。

乳腺癌风险可能与孕激素种类有关，含天然黄体酮或地屈孕酮的绝经激素治疗方案，其相关乳腺癌风险较含其他合成孕激素的方案低。

乳腺癌风险还与绝经激素治疗的使用时间有关，随着用药时间延长，

应用合成孕激素的绝经激素治疗所致乳腺癌风险有所增加，但长期绝经激素治疗是否有影响，目前没有明确的证据。

临床上可用的雌孕激素有数十种，绝经激素治疗建议采用天然或接近天然的激素，并在专科医生指导下规范用药，以此降低治疗风险。同时，定期的体检随访非常关键，根据病情变化及体检结果随时调整用药方案。

4

医补有方，不可任性：激素治疗，有章可循

既然激素治疗可以保持女性的年轻健康态、持续的青春活力，如此优秀的“滋养品”，是不是每个更年期女性都需要补呢？是不是人人都能补呢？答案并非如此。绝经激素治疗是一项医疗措施，在有用药适应证，并排除禁忌证的前提下，方可采用。

◆ 谁需要采用激素治疗？

目前，国内外绝经指南一致认为，更年期女性采用激素治疗至少需有以下三大适应证之一。

（1）绝经相关症状。月经紊乱，潮热出汗等血管舒缩症状，抑郁、焦虑、失眠等精神神经症状，以及骨关节肌肉痛等任何更年期相关的症状。

（2）泌尿生殖道萎缩相关症状。阴道干涩、疼痛、烧灼感，反复发作的阴道炎，性交痛及性交困难等阴道萎缩症状；排尿困难，尿频、尿急、尿痛等反复泌尿系感染，以及夜尿多等泌尿道萎缩相关症状。通常的消炎治疗往往效果不佳，只有对因诊治，才能奏效。

（3）有骨质疏松症的危险因素，包括低骨量及绝经后骨质疏松症。建议采用双能X线检测腰椎或髋关节评估骨健康问题。测定值低于同性别

同种族健康成年人峰值2.5标准差（T值＜-2.5SD）诊断为骨质疏松，T值在-1SD至-2.5SD之间为低骨量。影像学确诊脆性骨折，不论骨密度测定是否到达诊断标准也可诊断骨质疏松。对于卵巢早衰及未绝经女性，建议以测定值低于同性别同年龄健康人均值2标准差（Z值＜-2SD）定义低骨量。

需要注意的是，许多更年期骨量低下的女性，可能没有任何骨关节痛相关症状，而有骨关节痛并不一定是由于骨密度低下，绝经本身就可引起骨关节痛。因此，建议更年期女性每年进行一次双能X线骨密度检测，如有骨密度下降或骨质疏松，务必及时诊治。双能X线骨密度测定的检查辐射是非常小的，对人体基本没有损害。

◆ 谁不能用激素治疗？

有激素治疗适应证的女性，还需要排除是否有激素治疗的禁忌证，也就是有无已知疾病或其他不适合使用激素治疗的情况。主要包括以下6方面。

（1）已知或怀疑妊娠。围绝经期女性月经紊乱，异常子宫出血，首先要排除怀孕相关问题，如宫外孕、先兆流产、葡萄胎、绒癌等。

（2）原因不明的阴道出血。生殖器官的良性或恶性肿瘤、感染、息肉、创伤，以及HPO轴的功能失调均可引起阴道出血。部分生殖系统肿瘤的发生、发展常与雌激素相关，在未能明确阴道出血的病因前，不主张应用绝经激素治疗。尤其是围绝经期女性，由于排卵稀发或无排卵而发生子宫内膜异常增生，部分患者最终可发展为子宫内膜不典型增生或子宫内膜癌。为避免延误治疗，必须首先明确阴道出血的原因，除外恶变。

（3）已知或可疑患乳腺癌。乳腺癌是性激素依赖性肿瘤，是绝经激素治疗的禁忌证。应用绝经激素治疗前应常规进行乳腺超声检查，可结合乳腺钼靶X线检查或磁共振检查，必要时行乳腺活检，明确有无乳腺疾病。

需要注意的是，乳腺增生或其他良性病变不是绝经激素治疗的禁忌证，必要时请乳腺外科专家评估以明确病变性质。如有绝经激素治疗的适应证，在进行充分的风险和/或受益评估后可应用绝经激素治疗；治疗期间应密切监测乳腺变化，3–6月复查乳腺超声，必要时复查乳腺钼靶或磁共振。

（4）已知或可疑患性激素依赖性恶性肿瘤。与性激素相关的恶性肿瘤还包括子宫内膜癌、子宫肉瘤、宫颈腺癌、外阴阴道腺癌（宫颈外阴阴道癌以鳞状细胞癌为主，与激素无关，可以给予绝经激素治疗），以及具有内分泌功能的卵巢肿瘤，部分生殖细胞肿瘤、卵巢性索间质肿瘤、类固醇细胞瘤、性腺母细胞瘤、黑色素瘤等。

（5）最近6个月内患活动性静脉或动脉血栓栓塞性疾病。绝经激素治疗增加了静脉血栓和脑卒中的风险，与使用绝经激素治疗的年龄、雌激素的剂量与使用途径、孕激素的类型均有密切相关性。

研究表明，静脉血栓栓塞增加与使用绝经激素治疗有关，在开始用药的第1年其发生率最高，最初的6个月相对危险性几乎增加了5倍，1年后下降至零增长。经皮雌激素不增加血栓风险，更适用于有静脉血栓形成高风险的女性和老龄绝经后的女性，特别是具有卒中危险因素的女性。最近6个月内患活动性静脉或动脉血栓栓塞性疾病禁用绝经激素治疗。

（6）严重肝肾功能不全。肝脏是雌、孕激素的主要代谢器官，严重肝肾功能障碍会影响雌、孕激素的代谢，同时还会加重肝、肾的负担，加重原有病变。因此，对于此类患者禁用绝经激素治疗，应积极治疗肝肾原发疾病，肝肾功能改善后，如有必要，可继续行绝经激素治疗，但宜选择非肠道吸收途径（如经皮吸收或经阴道吸收）用药，以减轻肝肾负担。

◆ 激素药物怎么选？

绝经激素治疗因人、因时而异，务必在专科医生指导下采用个体化治疗。

（1）绝经过渡期早期，月经紊乱，可单用孕激素。①口服：如地屈孕酮片 10-20mg/天或微粒化黄体酮 200-300mg/天，于月经或撤退性出血的第 14 天起，使用 10-14 天；②宫内放置LNG-IUS（左炔诺孕酮宫内缓释节育系统，即含孕激素的避孕环），尤其适用于子宫内膜增生者。

（2）子宫已切除的更年期女性，可单用雌激素。①口服：戊酸雌二醇 0.5-2mg/天，或者 17β-雌二醇 0.5-2mg/天，或者结合雌激素 0.3-0.625mg/天；②经皮：半水雌二醇贴 1/2-1 贴/7 天，或雌二醇凝胶 0.5-1 计量尺/天，涂抹于手臂、大腿、臀部等皮肤（避开乳房和会阴）。

（3）子宫完整、围绝经期或者绝经后仍希望有月经样出血的女性，可选择两种方式。①连续序贯：在治疗过程中每天均用药，可使用连续序贯复方制剂：雌二醇/雌二醇地屈孕酮片，1 片/天，共 28 天；也可连续口服或者经皮雌激素 28 天，后 10-14 天加用孕激素。②周期序贯：在治疗过程中每周期有 3-7 天不用任何药物，一般月经来潮第 3-7 天开始下一疗程。可采用周期序贯复方制剂如戊酸雌二醇片/雌二醇环丙孕酮片，1 片/天，共 21 天；也可采用连续口服或经皮雌激素 21-25 天，后 10-14 天加用孕激素，然后停药 3-7 天，再开始下一周期。

（4）子宫完整、绝经后不希望有月经样出血的女性，可采用以下方案：①雌孕激素连续联合方案：每天雌激素 + 孕激素，连续给药；采用复方制剂如雌二醇/屈螺酮片 1 片/天，连续给药。②组织选择性雌激素活性调节剂：如替勃龙 1.25–2.5mg/天。

（5）对于希望改善阴道局部萎缩及干涩症状者，可选择局部雌激素：如雌三醇乳膏、普罗雌烯阴道胶丸/乳膏、结合雌激素乳膏等。

对于不同的个体、在不同的时期，以及自身健康的变化过程中，激素治疗的用药种类及剂量都可能有所改变。因此，治疗过程中至少每年体检复诊进行一次全面评估。

5

永葆青春：激素治疗可以一直用下去吗？

激素治疗使用期无上限规定，可按个体情况和本人意愿调整治疗策略，年长女性应更谨慎评估绝经激素治疗的风险，并关注可能的不良事件。

◆ 随访与复查建议

1. 随访频率

一般在开始应用激素治疗后的1个月、3个月、6个月及1年需要到专科门诊随访一次。随访中了解治疗的效果及可能的副反应，进行相应调整，以达到最大的治疗获益/风险比。

治疗稳定后可每半年至一年复诊一次，如有异常情况随时复诊。

2. 复查项目

每次复查需启动常规体检，根据个体情况灵活调整。建议以下检查每年进行一次。

基本情况：体重、身高、身体质量指数、腰围、臀围及血压监测。

影像检查：超声检测子宫附件、乳腺（必要时结合钼靶或磁共振检查）、肝胆肾。

实验室检查：包括血尿常规、血糖血脂、肝肾功能、25-OH-VitD。

骨密度检测：用于评估骨质疏松风险，建议采用双能X线检测方法更精准。

此外，需定期进行宫颈筛查，包括HPV及TCT。

◆ 坚持用药的条件

在全面体检和专业评估后，如果治疗的获益大于风险，建议患者坚持规范用药，同时定期随访以确保安全性与疗效。

6

无缘激素：面对更年期，还有什么招？

当更年期女性因自身情况不能使用激素治疗，或不愿使用激素治疗时，还有哪些选择可以改善更年期问题呢？祖国传统中医药或植物药黑升麻提取物也可改善更年期综合征。

中医理论认为，女性的整体衰老和月经的变化密切关联于“肾”。这里的“肾”不仅指泌尿系统，还包括生殖器官和内分泌系统等。在中医视角下，“肾气”的盛衰直接影响人的生长、发育、衰老及生殖能力。因此，中医将补肾视为延缓卵巢衰老、改善更年期问题的基础疗法。

针对更年期症状，中医通常采用辨证论治的方法，目前将卵巢衰老归为以下三种主要类型。

肝肾阴虚证：症状包括头晕耳鸣、眼睛干涩、急躁易怒、手心脚心发烫、睡觉梦多等。适宜采用滋补肝肾的方剂进行调理。

脾肾阳虚证：症状表现为畏寒怕冷、腰酸腹胀、食欲不振、经常腹泻、大便不成形等。此类患者可通过温补脾肾的方法改善症状。

肾虚肝郁证：症状包括情绪波动大、低落、烦躁易怒、胸闷经常叹气、喜饮凉水、大便干燥等。疏肝理气与补肾结合是有效的调理策略。

对于每种类型，更年期女性可以在中医师指导下选择适合的方剂和疗法，以缓解症状，改善生活质量。与此同时，配合健康的生活方式，包括规律饮食、适度运动和心理疏导，也能起到重要作用。

7

三分补，七分养：更年期保健怎么做？

俗话说“三分医、七分养”，每个人都是自己的健康责任人。个人的健康状态与生活方式、精神情绪密切相关。激素补充治疗固然可以大大改善更年期女性的健康状态，还需要开展全面的健康管理，包括每年健康体检、合理饮食、增加社交及脑力活动和体育锻炼。

◆ 合理饮食

中国幅员辽阔、地域差别大，每个人可以结合自己的饮食习惯进行调整。建议食物多样化，谷类为主，粗细搭配；多吃蔬果豆谷，适量吃鱼、禽、蛋、瘦肉。以全谷物、薯类、杂豆类为主食，其升糖指数远低于精制米面，全谷物还可降低糖尿病、肥胖、心血管疾病和结肠癌的发生风险。对于脑力劳动或轻体力劳动者，依自身情况可以选择一日两餐或两餐半（晚餐仅少量摄入水果或燕麦等低脂低热量食物）。

食物的选择很重要，烹饪方式同样大有讲究。健康饮食务必有效控糖（≤25–50g/天）、少油（25–30g/天）、少盐（≤5g/天）、限酒（乙醇量≤15g/天）、戒烟、足量饮水。为有效控制油盐摄入，应减少或避免食用精制糖及深加工食品，如腌制食物、油炸类及西式糕点等。三餐中选择一餐为水果餐，同时以2–3种茎块类食物为主食，也可有效减少一天中的盐、油摄入量。如蒸煮适量红薯、玉米、芋头、土豆、山药、全麦馒头等，搭配 1–2 种水果，再加上一小把原味坚果，既能保证营养均衡，又便于操作。

合理的饮食与更年期女性的骨健康密切相关。酒精热量高，吸烟加剧代谢紊乱，建议戒烟限酒；过多的盐分和高蛋白摄入，以及饮用浓茶、咖啡、碳酸饮料等，均可促进钙流失，加重骨质疏松风险。

◆ 坚持运动

每天保持一定的活动量，减少久坐时间，每小时活动 5 分钟，有助于减少内脏脂肪累积。每周规律有氧运动 3–5 次，每周累计达 150 分钟；另加 2–3 次抗阻运动，以增加肌肉量和肌力，提升代谢；此外，进行柔韧与平衡训练，改善关节灵活性。根据个人的喜好和健康状态，选择合适的运动项目，如快走、慢跑、球类、游泳及各类健身操等。加入健身社群或与家人共同参与健康活动，能够提升坚持运动的动力。

除了上述运动方式，也可以选择户外园艺劳作，既活动了肢体，也在自然界中修养身心。坚持运动和日晒是保护骨健康、防治骨质疏松症的重要方法。

◆ 体脂管理

女性步入更年期后，基础代谢率开始下降，雌激素缺乏也导致胰岛素敏感性下降、容易出现血糖波动和血脂代谢变化，更容易“中年发福”。体重飙升、腰围渐宽不仅是很多更年期女性的身材烦恼，也是亚健康，甚至疾病的提醒。

随着物质生活的丰富，活动量减少、睡眠质量差、压力增加等，近年来居民平均体重有所上升。良好的体重管理、避免肥胖，有利于保障老年身体健康，同时降低绝经激素治疗的风险。当然，体重不是越低越好，体重过低可能增加骨质疏松、骨折风险。身体质量指数，即体重（kg）/身高（m^2），正常范围是 18.5–23.9，≥24 为超重，≥28 为肥胖。

腰臀比是有效衡量身体脂肪分布的一个重要指标，不仅关乎外在的形体美，也是评估内脏脂肪堆积情况、预测心血管疾病、糖尿病等慢性疾病风险的重要参考。腰臀比是指腰围与臀围的比值，女性理想的腰臀比在 0.67–0.8（男性在 0.85–0.9）。也可简单使用腰围来评估，女性正常腰围<80cm（男性<85cm）；女性腰围≥85cm（男性≥90cm）即可诊断为中心性肥胖。

常言道，吃饭七分饱，健康活到老。通过合理的膳食搭配，适量减少饮食摄入、食不过量，坚持运动、增加热能消耗，有助于有效地进行体脂管理。

◆ 心情舒畅

常言道，喜乐的心是良药。更年期女性可能会经历烦躁、焦虑、抑郁等情绪波动。通过合理的自我调节，知足常乐、增加社交、参与公益活动，培养如读书、音乐、绘画、园艺等兴趣爱好，并合理安排退休生活，有助于保持良好的心态，从而改善更年期不适症状。

从心理与健康的关联来看，勇敢、希望、信心、同情、仁爱，都会促进健康、延长寿命。知足的心态，愉快的精神，会带来身体的健康和心灵的力量。鼓励户外锻炼，阳光和运动也可以兴奋大脑，有助于改善情绪。

第八篇

醒花之鉴

防治卵巢衰老，这么想或做可能错了

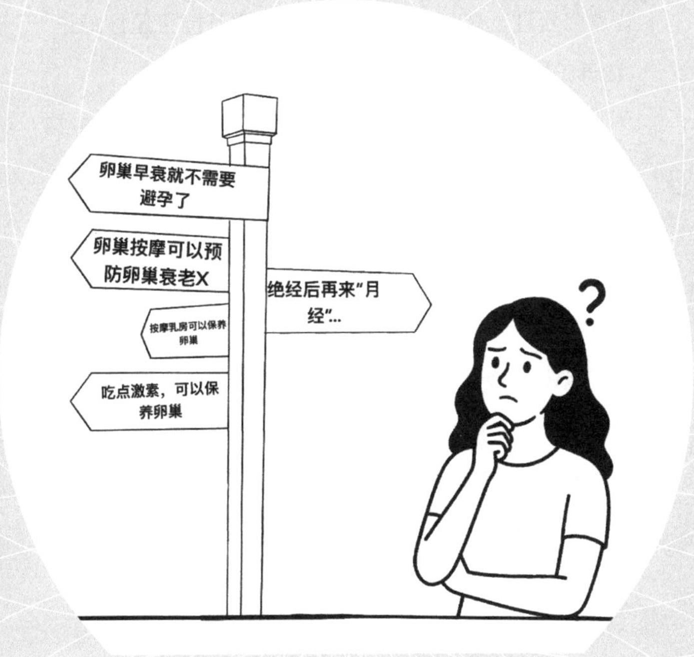
卵巢早衰就不需要避孕了
卵巢按摩可以预防卵巢衰老X
按摩乳房可以保养卵巢
吃点激素，可以保养卵巢
绝经后再来"月经"...
?

走出迷雾，守护花期不止于时光，
更在于明智选择。

——从错误的观念中清醒，
帮助女性在健康道路上畅行。

走在守护卵巢健康的路上，你是否也曾被“亲戚经验”“网络妙招”“某些偏方”所迷惑？“按摩卵巢能让它年轻？”“来点激素，卵巢就不老？”……这些看似合理、传播广泛的说法，其实可能正是你掉进“伪养护陷阱”的源头。

在与卵巢衰老的“温柔抗争”中，错误观念往往比疾病更具杀伤力。不仅可能延误真正有效的干预时机，甚至会对身体造成二次伤害。本篇将带你一一辨析那些流传甚广却存在误区的做法与想法，用科学的视角揭开真相，用理性的态度守住女性健康的底线。

醒花，是让我们从迷思中觉醒；鉴误，是为了更智慧地前行。愿每一位女性都能避开误区，真正学会与卵巢温柔相处，守护那片属于自己盛放的花园。

1

“卵巢按摩”可以预防卵巢衰老吗？

在当今这个全民养生意识日益增强的时代，各种养生方法如雨后春笋般涌现。其中“卵巢按摩”这一秘密疗法备受广大女性关注，不少女性朋友受商家宣传的影响，认为定期进行美容养生馆的“卵巢精油SPA”“卵巢手法按摩”，就能激活卵巢，延缓卵巢衰老，让青春常驻。但作为医护人员，我必须从专业角度来为大家剖析一下，这所谓的“卵巢按摩”到底靠不靠谱。

首先，从解剖学角度来看卵巢的位置。卵巢位于女性盆腔的深处，在子宫底的后外侧，与盆腔侧壁相接。它就如同被深藏在城堡中的宝藏，被周围的肠道、膀胱等器官严密地保护着。一般情况下，即使女性平躺，对于较瘦的女性，专业医生也需通过阴道检查才能触及卵巢；而对于大多数腹部有脂肪的女性来说，通过体表按摩根本不可能准确地触摸到卵巢，更谈不上对其进行有效按摩了。另一方面卵巢的血液供应主要依赖于卵巢动脉和子宫动脉的分支，这些血管深藏在盆腔内部。简单的体表按摩力度根本无法传导到这些血管，也就无法对卵巢的血液循环产生实质性的影响。并且，如果按摩力度把握不当，很容易对周围的器官造成伤害。比如可能会挤压到肠道，引发腹痛、腹胀等消化系统症状；对于存在盆腔囊肿、卵巢囊肿的女性，还可能导致囊肿破裂或卵巢囊肿蒂扭转，严重时甚至需要切除卵巢。

其次，从医学专业知识来讲，卵巢的衰老受多种因素影响。遗传基因是一个重要的内在因素，有些女性可能由于家族遗传，存在卵巢早衰等风险。生活方式也至关重要，长期熬夜会扰乱神经内分泌系统，导致激素分泌失衡，进而影响卵巢功能；过度节食或营养不均衡，会使身体缺乏必要的营养物质，如蛋白质、维生素等，也可能引发卵巢功能减退。此外，环境因素中的有害物质、免疫因素导致的自身免疫性疾病，以及内分泌激素水平的变化等，都会对卵巢的衰老进程产生作用。从女性出生起，卵巢内的卵泡数量便是固定的，随着年龄增长，卵泡不断消耗，卵巢功能自然地逐渐衰退，这是不可抗拒的生理规律。

再来说说那些在卵巢按摩中常用的精油。商家往往宣称这些精油含有神奇成分，能滋养卵巢、调节内分泌。但实际上，皮肤具有屏障功能，就像一道坚固的城墙，会阻挡大部分涂抹在表面的物质进入人体。这些精油即便通过按摩，也最多只能渗透到皮下，根本无法跨越重重障碍到达位于盆腔深处的卵巢。而且，目前没有任何经过科学验证的研究表明，涂抹这些精油对卵巢有保护作用。反而，部分精油可能含有激素成分，长期使用可能会干扰体内正常的激素平衡，增加患月经异常、子宫内膜癌、乳腺癌等疾病的风险。

所以，“卵巢按摩”并不能预防卵巢衰老，也无法起到保护卵巢的作用。大家与其把金钱和希望寄托在这种不靠谱的“卵巢按摩”上，不如养成良好的生活习惯。保持均衡的饮食，多摄入新鲜的蔬菜水果，保证维生素和矿物质的充足供应，同时摄取优质蛋白质，像鱼虾、豆制品等都是很好的选择；坚持适量的运动，如快走、慢跑、游泳等有氧运动，或者尝试瑜伽、八段锦等轻柔运动，促进血液循环，增强体质；保持充足的睡眠，让身体各个器官包括卵巢都能得到充分的休息；更要保持心情舒畅，学会释放压力，避免长期处于焦虑、紧张等不良精神状态。这些才是真正有助于延缓卵巢衰老、维护身体健康的科学方法。

如果出现不适或异常，应及时就医，寻求专业医生的帮助。另外，定期体检也很重要，通过妇科检查、B超、激素水平检测等手段，能及时发现卵巢的问题，做到早发现、早治疗。

2

按摩乳房可以保养卵巢吗?

在女性朋友们追求健康美丽的道路上，卵巢保养的概念逐渐成为商家的宠儿。“按摩乳房可以保养卵巢”这个噱头在一些地方悄然传开，听起来似乎很神奇，可这是真的吗?

首先，我们得明白卵巢和乳房虽然都是女性重要的生殖器官，但它们的位置和功能是大不相同的。乳房位于胸部，主要由乳腺组织、脂肪和结缔组织构成，它的主要职责是在女性怀孕生育后，为宝宝提供营养丰富的乳汁，从外观上看，它也是女性魅力的重要标志之一。而卵巢位于盆腔深处，是深藏在女性盆腔内的一对性腺，虽然个头不大，却发挥着关键作用，它不仅负责产生卵子，让女性拥有生育的能力，还会分泌雌激素、孕激素等多种激素，这些激素对维持女性的月经周期、第二性征，以及身体的新陈代谢都起着至关重要的作用。两者在身体里各司其职，但相隔甚远，想要通过按摩乳房来保养卵巢，就好比是“隔山打牛”，难度可想而知。

不可否认，按摩乳房确实有它自身的好处，适当的按摩可以促进乳房局部的血液循环，让乳房的皮肤更加紧致有弹性，也有助于缓解一些因乳腺增生等问题引起的乳房胀痛。可能有人提出人体经络是相通的，按摩乳房能疏通经络，进而影响到卵巢。但实际上，从现代医学的角度来说，目前并没有科学研究能证明，按摩乳房和卵巢保养之间存在着直接的、必然的联系。并且按摩乳房可能带来一些潜在的风险。比如不恰当的按摩手法可能会损伤乳腺组织，导致炎症。特别是对于有乳腺增生、结节或肿块的女性来说，按摩可能会加重病情，延误治疗时机。

如果真的想要保养卵巢，咱们得从科学的方法入手。要从生活中的点滴做起，规律的作息是基础，充足的睡眠就像给卵巢充电，能让它活力满满地工作。合理的饮食也不能少，多吃富含维生素、蛋白质和膳食纤维的食物，如新鲜的蔬菜水果、豆类、鱼类等，给卵巢提供充足的营养。适当的运动也很重要，像慢跑、瑜伽这些有氧运动，能促进身体的新陈代谢，对卵巢健康也有好处。

总之，想着通过“按摩乳房”保养卵巢，有点“天方夜谭”，我们要用科学的眼光看待养生，不要被一些“伪科学”所迷惑，真正做到科学保养，健康美丽！

3

吃点激素，可以保养卵巢？

保养卵巢，青春长留，这是美好的理想。我们前面也说到绝经激素治疗的诸多好处。那吃点激素，是不是可以保养卵巢呢？我们先来了解下能吃的激素有哪些？人体已知的激素有上百种，如甲状腺激素、生长激素、肾上腺素等。女性卵巢分泌的与青春美丽更为密切的是雌激素，此外也分泌孕激素，还有少量的雄激素。

常有女性朋友要求补充激素，希望能通过增加体内的激素含量减缓卵巢的衰退。这是个误解。其实，绝经激素治疗是代替衰退的卵巢执行功能，从而达到保护骨骼、心血管等身体健康的目的。当然，激素补充不是越多越好，过量的激素补充可能会引发血栓、肿瘤等风险。

女性的雌孕激素，是由有功能的卵巢所分泌的。因此，补充激素并不能保养卵巢，但是可以保护身体健康。换言之，本书中提到的激素治疗与卵巢的关系，是“功能替代”，代替卵巢的功能，即激素治疗可以发挥健康卵巢本可以发挥的部分作用；而不是卵巢的“功能修复”。

至于卵巢保养，请重点阅读本书的第五、六篇。

4

绝经后再来“月经”，是卵巢功能“恢复了”？

很多女性朋友可能会经历这样一种情景：原本已经告别月经多年，突然有一天又“来了大姨妈”。这时难免产生疑问：是不是卵巢又恢复了活力，月经也跟着回来了呢？让我们一起来揭开这个谜团！

◆ 绝经是什么？

绝经，是女性生理周期中的一个重要“里程碑”，通常发生在45－55岁。卵巢逐渐停止排卵，体内的雌激素和孕激素水平下降，最终导致月经“退休”。这一过程标志着女性的生育功能逐渐结束，当然也意味着“再也不用担心月经来不来”了。

◆“月经”再现，是卵巢功能恢复了吗？

你以为绝经后再次出现“月经”，意味着卵巢重新焕发青春？真相可不这么简单！这可能只是体内的激素波动在捣鬼，具体原因可能有以下几点。

激素起伏：绝经后的女性体内激素水平并非一成不变。绝经时体内可能还残存有1000个卵泡左右，这意味着绝经后卵泡仍有可能缓慢增长出来，分泌雌激素，使子宫内膜增生，到一定厚度可能脱落，带来类似月经的出血现象。但这并不代表卵巢又开始工作了。

其他隐秘的健康问题：这里的“健康问题”可不简单，可能涉及一些潜在的妇科疾病。例如，子宫内膜癌、宫颈癌等恶性肿瘤，也可能引发绝经后异常出血。别小看这些“月经”，它们可能是体内大问题的预警信号。

◆ 如果发生异常出血怎么办？

如果绝经后突然出现异常的出血，尤其是出血量大、持续时间长，或者伴随剧烈腹痛等症状时，千万不要大意。这可能是身体发出的警报信号，建议立刻就医，进行检查。通过妇科检查、超声、激素水平检测等手段，找出原因，避免错过潜在的健康问题。

◆ 总结

绝经后再次出现的“月经”，其实并不代表卵巢功能恢复了。它可能只是体内激素波动或其他健康问题的警示。女性朋友们要时刻关注自己的身体变化，定期做妇科检查，保持健康的生活习惯，提前预防潜在的健康风险，才能更好地度过这个阶段。

所以，亲爱的女性朋友们，别让这种突如其来的“月经重现”吓到！了解它的背后真相，让我们一起做个聪明的健康管理者，保持身体和心态的最佳状态！

5

卵巢衰老了就不需要避孕了？

随着年龄的增长，尤其是步入 40 岁之后，卵巢逐渐衰老，一部分女性甚至出现了卵巢功能的提前衰退，发生了早发性卵巢功能不全（POI）乃至卵巢早衰（POF），此时月经变得不规律，经量变得稀少，甚至可能出现停经现象，因此许多人认为，此时怀孕的概率已经大大降低，避孕不再是必需。

然而，事实并非如此简单。即使在卵巢功能衰退的情况下，只要有月经，就有可能排卵，甚至在停经数月期间出现偶发排卵的现象，从而存在“中招”怀孕的风险。据世界卫生组织（WHO）提供的资料，40–44 岁的女性怀孕率可保持在 10%左右，45–49 岁女性的怀孕率仍有 2%–3%。即使是POI的患者，也并非完全的卵巢“衰竭”，还存在间歇性和无法准确预测的卵巢活动，约 25%诊断为POI的患者可能自发排卵，5%–10%的POI患者可能自然受孕。因此，卵巢衰老了仍然需要避孕！

◆ 卵巢衰老女性避孕的重要性

- 防止意外怀孕：尽管怀孕的概率降低，但意外的发生仍可能带来诸多困扰，包括增加孕期并发症及其他健康风险。由于排卵不规律以及对避孕的不够重视，卵巢衰老女性反而成为意外妊娠的高风险人群之一。

- 预防妇科疾病：避孕方法如宫内节育器等，不仅具有避孕效果，还能在一定程度上预防及治疗相关疾病，如子宫内膜异位症、子宫肌瘤等。
- 额外的健康益处：卵巢衰老女性在选择避孕方法时，更应注重高效、长效且对身体影响小的方法，同时可兼顾防治月经相关疾病、缓解绝经综合征及痛经症状的益处。

◆ 推荐的避孕方法

- 宫内节育器：这是一种长效可逆的避孕方法，不抑制排卵，不影响女性内分泌系统，适合 40 岁以上无生育要求的女性，它不仅可以避孕，还可以调节月经和缓解痛经。
- 避孕套：如果不适合使用宫内节育器，避孕套是一个安全的选择，但需要确保每次坚持并正确使用。
- 口服避孕药：口服避孕药可能提供避孕效果，但可能增加 40 岁以上女性血栓风险或导致雌激素相关疾病，因此不作为常规推荐。
- 安全期避孕法：更年期女性因为卵巢排卵不规则，月经周期紊乱，不宜选用。

◆ 什么时候就不再需要避孕了？

一般建议女性月经自然停经 1 年以上，也就是从最后一次月经算起，一年没来月经才能停止避孕。并且需要注意的是自然绝经后子宫体逐渐萎缩，宫腔变小、宫颈口变狭窄，将会增加宫内节育器的取出风险及难度，因此，放置了宫内节育器的女性绝经后 1 年应及时取出。

◆ 特别提醒

- 适度性生活：对于卵巢衰老女性而言，适度性生活可使生殖器官持续接受挤压等刺激，避免废用性萎缩，维持良好的功能。同时和谐的性生活可以改善神经精神症状，增进女性的自信心和夫妻感情。
- 咨询专业医生：在采取任何避孕措施之前，建议咨询医生，以获取个性化的建议和确保安全。
- 定期检查：定期进行妇科检查，以监控避孕方法的有效性和及时发现任何潜在的健康问题。

总之，即使卵巢衰老，卵巢功能有所衰退，避孕仍然是必要的，特别是对于 40 岁以上的女性。正确的避孕方法和定期的医疗咨询可以帮助她们更好地管理自己的健康和生育计划。